誤嚥性肺炎で死にたくなければのど筋トレしなさい

西山耕一郎

GS
幻冬舎新書
605

はじめに

私の病院には、「最近ムセるようになった」「食事中にセキ込むようになった」といった軽度の嚥下《えんげ》障害を訴える方、「親が誤嚥《ごえん》性肺炎と診断された」「口の中の食べ物をいつまでも飲み込めていないようだ」といったご家族に嚥下障害がある方など、20代から90代まであらゆる年代の患者さんが受診されます。

最初の著書を出版した２０１４年当時、嚥下機能（飲み込む力）についての正しい知識は、一般の方はもちろん、医療専門職の方にも一部を除いてあまり知られていませんでした。あれから６年経《た》ち、「誤嚥性肺炎（嚥下性肺炎）」という言葉が一般的に取り上げられるようになり、「嚥下機能（飲み込む力）」や「のど」の重要性が少しずつ認知されつつあることをうれしく思っています。

じつは40代、50代から、のどの老化は始まっています。

何もしないでいると、飲み込む力は徐々に衰えていって、だ液や食べたものが食道ではなく気管や肺に入る（誤って飲み込んでしまう）「誤嚥」を引き起こします。さらに、気管や肺に入っただ液や食べ物によって炎症が起こると、「誤嚥性肺炎」を発症することになります。症状が進むと、口からものを食べることができなくなり、胃《い》瘻《ろう》や点滴など、食事以外での栄養補給が必要になり、寝たきりになってしまうリスクも高くなります。そうならないためには「飲み込む力」をいかにキープするか、つまり「のどの機能」をできるだけ落とさないことが重要だと私は思っています。

「飲み込む力」や「のどの機能」は、のど筋トレで鍛えることができます。特別な道具やノウハウは必要ありません。また、のどの機能が落ちてきたとしても食べ方を工夫することで「誤嚥」を予防することができます。これを知っているかどうか、実践するかどうかで、あなたが誤嚥性肺炎になるリスクはずいぶん違ってきます。

２０２０年、世界中に「新型コロナウイルス感染症（COVID-19）」が蔓延しました。

感染拡大を予防するために掲げられた「新しい生活様式」では、食事中は「おしゃべりは控えめに」、公共交通機関を利用する際は「会話は控えめに」、冠婚葬祭や親族行事では「多人数での会食は避ける」など、人との会話や接触を控えるよう提言されています。

感染予防は大切ですが、外に出ない、人に会わない、しゃべらない……という生活を送っていると、のどはどんどん老化が進み、飲み込む力も落ちていくでしょう。

２０１９年、肺炎は誤嚥性肺炎も含めると日本人の死因の第3位になりました。これは、現時点での新型コロナウイルス感染症による死者数を大きく上回っています。人生１００年時代、誤嚥性肺炎を予防することが健康長寿のカギとなると言ってもいいと私は思っています。

私はこれまでたくさんの嚥下障害の患者さんの治療に携わってきました。

なかには、飲み込む力がかなり低下して、食べられなくなる寸前の患者さんもいました。そんなケースでも、のど筋トレや呼吸筋トレ、適切な嚥下改善指導を続けることで嚥下機能が回復した患者さんがたくさんいらっしゃいます。ちゃんと飲み込めるようになると、どの患者さんも治療前とは見違えるように元気になります。心身ともに健康で長生きするためには、飲み込む力を維持することが必須であると、私は確信しています。

そのために大切なのは、以下のことです。

①嚥下機能低下の症状であるムセに早く気がつく
②のどの機能を高める適切なのど筋トレを行う
③誤嚥を防ぐ食べ方や飲み方を知り、実践する
④嚥下機能が低下したときはどうするかを知っておく

本書ではこれらの内容を、具体的にわかりやすく紹介しています。

人は口から食べられて、飲み込めてこそ、長く、幸せに生きることができます。

本書がひとりでも多くの方の「飲み込む力」の維持に役立ち、元気に長生きされる一助となることを願っています。

第4章 誤嚥を防いで長生きする食べ方 117

編集協力　大政智子
図版・DTP　美創
イラスト　彩考・もりたりえ

第1章
のどからのＳＯＳを見逃すな！

のどの不調は危険信号です！

食べることは、生命活動の基本です。脳や体を動かすエネルギーを得るために、食事から摂取する栄養は欠かせません。そして、この食べる行為に必須なのが、「のど」の働きである「飲み込む力」です。

食物を咀嚼《そしゃく》するには「歯」が重要な役割を果たしますが、飲み込むときには「のど」が活躍します。

歯と寿命の関係についてのエビデンス（科学的根拠）が認知され、長生きの秘訣、そして食事を美味しく食べるために、歯を健康に保つことは常識となりました。その一方で、飲み込む力の根幹となる「のど」の重要性については、それほど認知されていないように感じます。

よく噛んだとしても、のどの機能が落ちていると、うまく飲み込むことができません。それは食事がうまく摂《と》れない、栄養を体内に取り入れることができないということです。栄養をうまく摂れない状態が続くと、エネルギーが不足し、体をつくる細胞の新陳代謝がうまくできなくなり、全身が衰えていきます。

ヒトはある程度の年齢を超えると、老化が始まります。何もしないでいると、加齢とともに体の機能は徐々に落ちていきます。それはのども同じで、早い人では30代、そうでなくても40代からのどの老化は始まっています。

まずは、あなたの「のど」の状態をチェックしてみましょう。

老けのどチェック

□食事中にムセることがある
□食事中にセキが出る、痰《たん》が増える
□ペットボトルを上を向いて飲めない
□ビールをごくごく飲んでいるとき、ムセることがある
□薬が飲み込みにくいことがある
□ゴックンしたときに、のど仏が上がりにくい
□〝あーーー〟と声を出したときに10秒以上続かない
□声がかすれる
□晩酌しているときにムセやすい

□寝ているときに自分の痰でムセる
□だ液でムセることが増えた
□人とあまりしゃべらない
□以前よりも声が小さくなった
□歩くスピードが遅くなった
□ふだんから口呼吸している
□鼻がつまっていてムセやすい
□ヘビースモーカーだ
□40歳以上の男性である
□１００mlの水を10秒以内に飲めない（これはすでにのどの機能が低下している場合は危険なテストなので、水でムセやすい人はやめてください。まず30mlの水を５秒以内に一気に飲める人はこのチェック項目を試してください）

ひとつでも当てはまったらのどからのSOS

このチェックリストは、一見、のどと関係がなさそうなものもありますが、すべてののどの老化が始まったサインであり、のどを老化させる要因です。

飲み込む力が衰えると、食べ物を誤って飲み込む「誤嚥」のリスクが高まります。誤嚥とは、食べたものが食道ではなく、気管や肺に入ってしまうことです。誤嚥して気管や肺に入った食べ物が原因で炎症が起きると、「誤嚥（嚥下）性肺炎」という命に関わる病気を招きます。

のどはアラフォーから衰える

近年、肺炎で亡くなる人が増え、２０１１年に日本人の死因の第３位に躍り出ました。２０１７年から、肺炎と誤嚥性肺炎が分けて集計されるようになりましたが、両者を合計するとやはり死因の３位になります。

この背景には、誤嚥性肺炎で命を落とす高齢者が増えたことが関係しています。飲み込む力の低下が誤嚥を招き、それが誤嚥性肺炎の引き金となって、肺炎をこじらせて亡くなるケースが非常に増えているのです。このループを断ち切るためには、飲み込む力をどれだけキープできるかが重要であると私は考えています。

日本人の死因

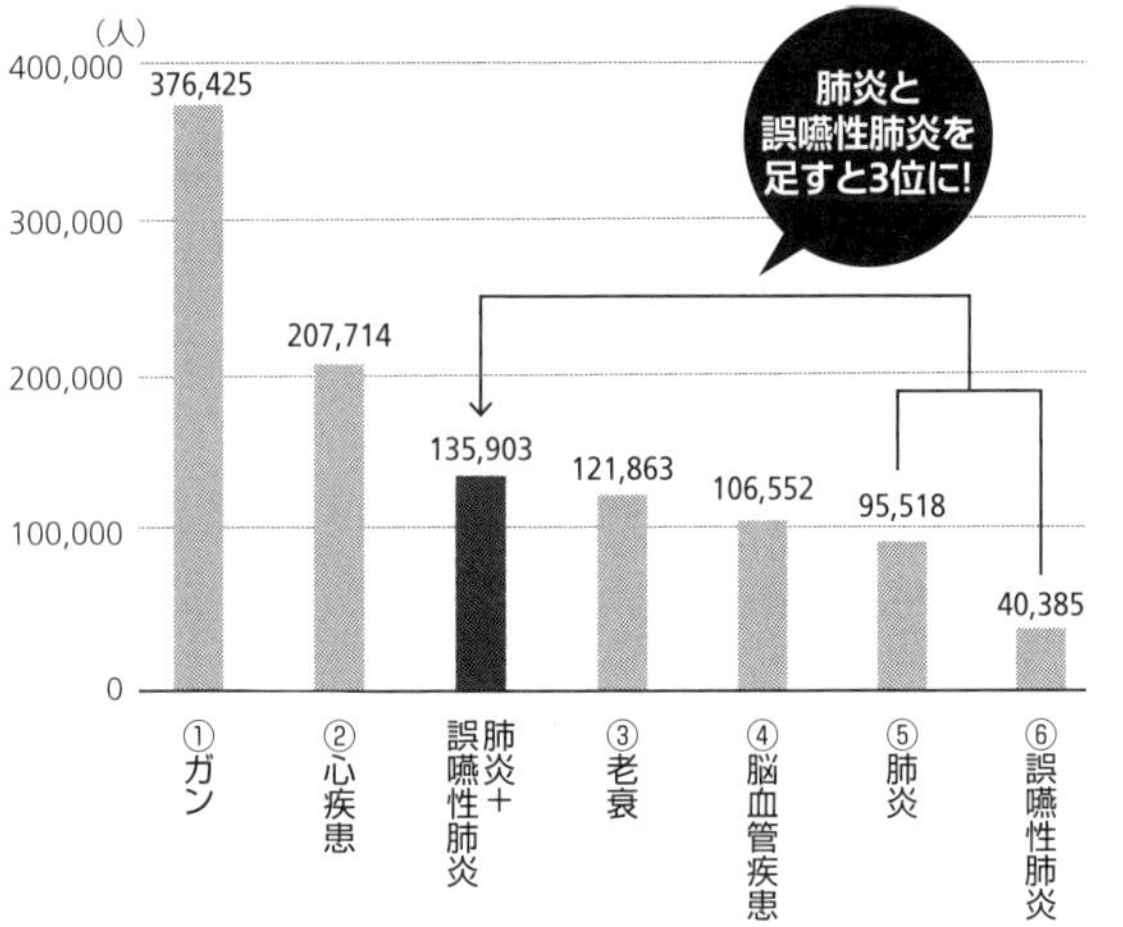

出典：厚生労働省「人口動態統計」2019

年齢別に見た死亡要因

	60代	70代	80代	90代
1位	悪性新生物	悪性新生物	悪性新生物	老衰
2位	心疾患	心疾患	心疾患	心疾患
3位	脳血管疾患	脳血管疾患	脳血管疾患	悪性新生物
4位	不慮の事故	**肺炎**	**肺炎**	**肺炎**
5位	**肺炎**	不慮の事故	老衰	脳血管疾患

出典：厚生労働省「人口動態統計」2019

そして、これは高齢者だけの問題ではありません。

飲み込む力は、早い人では30代、そうでなくても40代、50代から徐々に低下しています。40代に入ったらのどをケアしたほうがいいと私は考えています。

のどに限ったことではありませんが、臓器や器官は機能がいったん低下すると回復させるのは大変です。大事なのは、機能が落ちないように予防することです。飲み込む力はちょっとしたことで鍛えられます。また、のどに負担がかかることをやめる＆控えることで老化のスピードをゆるやかにすることができます。

飲み込むメカニズムは複雑です。いきなり難しいことを書くのもなんなので、まずは、日常生活に起こりやすい、のどの老化サインや、のどを老化させるリスクについて、Q＆A方式で解説していきます。

Q1 食事中にムセるのはなぜですか？

A1 のどが老化しているから。飲み込む力が低下しています

食べ物を口に入れ、咀嚼してのどに送り、それらを飲み込むときには、「喉頭を上げる（のど仏が上がる）」↓「気管の入り口を閉じる」↓「食道を開く」↓「食べ物を食道へ送り込む」という一連の動きが、わずか0・5〜0・8秒の間に行われています。

なんと1秒にも満たない時間で、この複雑な動きがなされているのです。

この奇跡のような連携プレーは、ほんの少しでもタイミングがずれるとうまくいかなくなります。そして、そのうまくいかなかったサインが、「ムセ」なのです。

ちょっとしたズレで器官がうまく連携できず、本来なら食道に送られるはずの食べ物が、食道ではなく気管に落ちてしまうことで、ムセたり、セキ込んだりしてしまいます。

こうしたズレは40代、50代から起こります。

食事中にムセたからといってあわてる必要はありませんが、そのまま放置していると、のどの機能は徐々に落ちていきます。

Q2　食事をしていないときにもムセるのはなぜですか？

A2　だ液を誤嚥しています。飲み込む力が低下しています

食事をしているときにムセるのは、のどの老化の入り口です。食事をしていないときにもムセるようになったら、のどの老化がさらに進んだと考えられます。

このときのムセる原因はだ液です。

だ液は常に分泌されています。食事のときの分泌量が多いのですが、食事をしていないときにも口の中にはだ液がたまっていきます。ある程度、だ液がのどの奥にたまると、自然に気管が閉じてだ液を飲み込むようになっているのですが、この気管が閉じるセンサーの働きが悪くなると、だ液が気管に落ちてムセてしまいます。

加齢によってセンサーの働きが低下していることが多いのですが、なかには、最近のスマホ首（ストレートネック）など、姿勢の悪さが関係していることもあります。

Q3 ビールを飲んでムセるのはなぜ？

A3 上を向いて飲んでいませんか？　誤嚥しやすい姿勢があります

ビールを飲むとき、口を上に向けて飲んでいませんか。この飲み方だと誤嚥しやすいので、のどの機能がそれほど低下していなくてもムセてしまうことがあります。患者さんにも「上を向いて飲むと誤嚥しない」と誤解している人が多いのです。

134ページで誤嚥しにくい姿勢を紹介していますが、飲んだり食べたりするときの姿勢は飲み込む力に影響します。

もし、姿勢をちゃんとしてもムセる場合は、残念ながらのどの老化が進んでいます。

そもそも、ビールや清涼飲料水などサラサラした液体は嚥下障害のある患者さんに向かない飲食物の代表です。

のどを通過するスピードが速いので、飲み込む動きが遅くなるとムセや誤嚥を起こしやすいのです。

Q4 食べ物や錠剤が飲み込みにくいのはのどの老化？

A4 老化の場合もありますが、がんの疑いも。2週間以上続く場合は病院へ

40代以上になると、錠剤の薬が飲み込みにくいと訴える患者さんが出てきます。

この「飲み込みにくさ」ものどの老化サインです。

ただ、固形物がひっかかる場合は、食道にできものがある疑いもあります。水ではムセなくても錠剤がひっかかる感じがする場合は要注意です。

できものの中には、がんなど深刻なものもあります。飲み込んだときに慢性的に痛みを感じたり、つかえたりする感じがある場合は、一時的なものであれば心配ありませんが、2週間以上続く場合は耳鼻咽喉科などの医療機関を受診しましょう。

のどのがんには、咽頭がん、喉頭がん、舌がん、口腔《こうくう》がんなどがあり、近年、増加傾向にあります。特に飲酒や喫煙の習慣がある男性に多く見られます。

歯科や歯科口腔外科などを受診する人もいるのですが、これらのがんは、頸部のリンパ節に進展する可能性があるので、頸部を診察できる耳鼻咽喉科を受診しましょう。

医療機関を受診する目安は2点あります。
①痛みやつかえる感じが強くなっている場合
②2週間以上、痛みや違和感が続く場合

病原菌の感染や粘膜が傷ついたなど、何か異常があったとしても、私たちの体には細胞を修復する力が備わっているので、痛みや違和感は徐々に軽くなります。

一方、がん細胞は細胞分裂をひたすら繰り返してどんどん大きくなり、正常な細胞を侵していきます。そのため、痛みや違和感は強くなります。2週間を過ぎても痛みや違和感がなくならない場合は、早めの受診をおすすめします。

もちろん、痛みや違和感が続いても、がんでないケースもあります。ただ、放置すると「万が一」のときの後悔になりますから、早めに受診して原因を調べたほうが安心です。

Q5 ゴックンしたときの、のど仏の位置が大事なの?

A5 のど仏が上がらないのは老化のサインです

のど仏の位置が、飲み込む力に関係しています。

鏡の前で、食べ物を飲み込んでみてください。飲み込むときには、のど仏が上がっているはずです。これは飲み込むときの筋肉の動きによるものです。

のど仏は男性にも女性にもあります。若い女性は見た目ではわかりにくいですが、さわるとでっぱりがあるのがわかります。

そもそも、のど仏の位置は加齢とともに下がっていきます。お年寄りののどをチェックしてみると、たいてい、40代、50代の方よりも低い位置にあります。

これはもともと下にあったのではなく、のど周辺の筋肉の衰えとともに徐々に位置が下がっていくのです。

ゴックンしたときに、のど仏が2㎝以上、上がればのどはまだまだ老化していません。

それほど上がっていないようなら、のど周辺の筋肉が衰えています。

ただし、のど仏が上がらない人もあきらめるのは早計です。

筋肉はいくつになっても鍛えることができます。それはのども同様です。第3章でのどを鍛える「のど筋トレ」を紹介しているので、それらをやってみてください。のど仏が動くようになれば、飲み込む力もよみがえります。

Q6 声が長く出せないのはよくないことなのですか？

A6 肺機能が低下しています。吐き出す力が弱っているサインです

発声持続時間は肺機能と声帯をチェックする上で重要です。肺は飲み込む機能に間接的に関係しています。誤嚥してしまったときに吐き出す力に関与しているのです。また、声《せい》門下《もんか》圧《あつ》（肺から送られる空気流を生み出す肺の中の圧力。息を吐き出す力）が高いと誤嚥しにくくなります。

声が10秒も続かないのは肺機能がかなり落ちていると考えられます。男性の場合は20秒くらいは声を出せないと、肺機能と声帯の状態が心配です。

食事中にセキ込むことはないですか。このセキ込みは、誤嚥しかけている食べ物を外に出そうとする反射反応です。

もちろん誤嚥しないほうがいいですが、年をとるとさまざまな機能が徐々に低下していくので、いつかは誤嚥が始まります。ただ、のどを鍛えることで、始まる時期を遅らせることができますし、頻度を減らすことができます。

さらに言えば、誤嚥したとしてもセキ込んで吐き出すことができれば、誤嚥性肺炎の心

配は減ります。

吐き出す力は肺機能にかかっています。誤嚥予防のために、第3章で紹介している「呼吸筋トレ」で肺を鍛えましょう。

Q7 声がかすれるのはなぜですか？

A7 のどの機能が低下しています。がんの疑いもあります

のどには、嚥下する以外に、声を出すという重要な役割があります。

のどの筋肉が衰えると、この発声がうまくできなくなり、声がかすれたり、小さくなったりして、聞き取りにくいことが多くなります。これはのどと肺の筋肉の衰えが原因です。のどの筋肉の衰えは、「＝のど仏を動かす筋肉の衰え」です。飲み込む力も低下しています。

若い人で大声を出したり、騒いだりしたあと、一時的に声がかすれるのは心配ありません。これはのどの使いすぎによる声帯の炎症です。のどをしばらく休めれば、2〜3日で元に戻ります。

もし、かすれが2週間以上続く場合は、声帯ポリープやがんが疑われるので、早めに耳鼻咽喉科で診《み》てもらいましょう。40代以上で喫煙習慣がある男性は、喉頭がんの疑いが強いので要注意です。

Q8 晩酌しているときにムセやすいのはどうしてですか？

A8 酔って嚥下に関する神経の働きが低下しています

酔っているときにムセやすくなるのは、のどの嚥下に関する神経の働きが低下しているサインです。飲み込む動きは「反射運動」なので、飲み込もうと意識しなくても無意識のうちにゴックンと飲み込んでいます。

とはいえ、無意識であっても脳がコントロールしていることに変わりはありません。脳の嚥下機能に関わる神経がうまく働かないと上手に飲み込めなくなってしまいます。実は、脳卒中などで脳の神経が障害されることが原因で嚥下障害が生じるケースも多く、嚥下障害の約半数は脳卒中の後遺症と言われています。

酔っているときは脳の判断能力が低下します。本来なら意識しなくてもできる嚥下の動きにミスが生じやすくなり、ムセやすくなるのです。

また、食べ物や飲み物を飲み込むときに、「さあ、これから飲み込むよ」と意識することでムセにくくなります。これは酔っていないときも同じです。

嚥下運動はちょっと意識するだけでミスが減ります。だまされたと思って試してみてください。ムセる回数が確実に減ります。

Q９ 自分の痰やだ液でムセるのはなぜ？

A９ のどの老化、気管や肺機能の低下が考えられます

痰は体内に侵入したほこりや細菌、ウイルスなどの異物を、免疫細胞が絡め取ってゲル状にしたものです。健康な人でも痰は常に産生されていて、成人は１日に１００ml程度の痰と１〜１・５ℓのだ液が出て、無意識のうちに飲み込んでいます。

痰が気になったり、絡んだりするのは、無意識に飲み込める量以上の痰が、体内でつくられているからです。

つまり、痰が絡むのは、気管や肺に有害物質が多く侵入していて、それだけたくさんつ

くられているということです。これは気管や肺の機能が低下していると考えられます。

一般に、痰がたくさん出るときには、花粉症、カゼ、インフルエンザ、ぜんそく、気管支炎、肺炎、肺がんなどが疑われます。

また、鼻汁は1日に約1・5ℓ出ますが、鼻汁が咽頭に落ちているケースもあります。この場合は痰ではないのですが、痰と勘違いしている方もいらっしゃいます。

痰にせよ鼻汁にせよ、たくさん出たり、絡んだりするのは、有害物質が鼻やのど、気管、肺にたまっているサインです。早めの受診をおすすめします。

痰の量が多い以外に、飲み込む力が低下して、誤嚥しやすくなっているときも痰が絡みやすくなります。

これは、誤嚥によってだ液や食べ物が気管や肺に侵入し、そこに細菌が増殖するためです。これらも有害物質ですから、体は痰として体外に排泄《はいせつ》します。誤嚥する回数や量が多いほど、大量の痰が発生することになります。

痰が絡む要因はいくつも考えられますが、「痰が絡まるのは不調のサイン」であることは間違いありません。のどを鍛えることも大事ですし、2週間以上続く場合は耳鼻咽喉科や呼吸器内科を受診しましょう。

Q10 人とあまりしゃべらないのはよくないのですか?

A10 しゃべらないとのどの筋肉が衰えてしまいます

飲み込む力と関係なさそうですが、よくおしゃべりする人のほうが飲み込む力が低下しにくいと言われています。これは、発声するときと飲み込むときに使う器官が、ほぼ共通しているからです。

声を出すための声帯は、のど仏の後ろ側にある喉頭に位置しています。肺から送られる吐き出す息が、声帯を振動させることで声が出るのです。このとき、のど仏周辺にある喉頭を上げる筋肉もいっしょに刺激されています。

しゃべっている人の、のど仏をチェックしてみましょう。しゃべっているときには、のど仏が上下に動いているはずです。特に、大きな声や高い声を出したときに声帯が大きく震え、喉頭の筋肉が効果的に刺激されます。

おしゃべりはのどを鍛えるとても効果的なトレーニングになるのです。

そのため、おしゃべり好きでしょっちゅう話している人と、口数が少なくほとんど話をしない人とでは、のどの筋肉の使い方に大きな差ができることになります。のどの筋肉を鍛え、飲み込む力を落とさないためには、ふだんからよくしゃべることが重要です。

Q11 声が昔より小さくなるのはよくないのですか?

A11 のど周辺の筋肉が衰えています。のどの老化サインです

「声が小さくなること」も、のどの老化サインです。

「声のかすれ」や「人とあまりしゃべらない」ことと同じなのですが、

声帯は声を大きく出すほど大きく動きます。もともと声が小さい人は、それだけのどが老化しやすい、ということになりますし、年をとって大きい声が出せなくなった場合は、のどの筋肉が衰えているサインです。

声帯を動かす筋肉は、いくつになっても鍛えることができますし、使うほど強くなっていきます。ふだんから声が小さいと指摘される人も、大きな声を出せるように、のど筋トレを行うことをおすすめします。

Q12 歩くスピードとのどは関係しているのですか？

A12 歩くスピードの低下は体力の低下。のどの筋力も落ちています

元気なときはスタスタと歩けますが、加齢などで筋力が落ちて体力が低下すると、歩くスピードが落ちていってしまいます。

歩くのがしんどくなった、以前に比べてたくさんの距離を歩けなくなった、歩くスピードが遅くなったと感じたときは、体力が低下しているサインです。体力が落ちたときは全身の筋力も低下し、のどの筋肉も衰えていると考えられます。

私は飲み込む力のカギとなるのは、「嚥下」「呼吸」「発声」ともうひとつ、「体力」が重要だと考えています。体力は飲み込む力と相関していると言えます。

高齢者は骨折などで一時的に歩けなくなることで、体力や筋力が一気に低下して、そのまま寝たきりになり、ムセが始まるケースがよくあります。これは、体力や筋力の低下に伴い飲み込む力も落ちてしまうからです。

その結果、

「食事がうまくできず、栄養不足になる」→「栄養不足で体力や筋力の回復がうまくでき

ない」→「さらに飲み込む力が落ちて誤嚥する」→「誤嚥性肺炎を繰り返す」→「体力や筋力がさらに落ちて、日に日に弱っていく」

という悪循環に陥ってしまうケースが少なくありません。

70代、80代になって「歩けない」「食べられない」「栄養不足に陥る」「さらに体力や筋力が落ちる」という負のスパイラルに陥らないためには、40代、50代から運動を習慣にして、筋力を落とさないことが大切です。

もちろん、70代、80代でも遅くはありません。筋肉はいくつになっても鍛えることができます。

Q13 口呼吸はなぜよくないのですか?

A13 口の中が乾燥しやすく、飲み込む力の低下につながります

鼻粘膜には、鼻の中に入ってきたほこりや細菌、ウイルスなどの異物を絡め取り、気管や肺に侵入しないように防御している繊毛《せんもう》があります。口にはこの防御システムがありません。ふだんから口呼吸を行っていると病原菌が体内に侵入しやすくなり、感染症のリス

クが高くなります。また、誤嚥しやすくなるというデメリットもあります。

口呼吸をしていると、食事をしているときにも無意識に呼吸をするため、呼吸と食べ物を飲み込む動きが、めまぐるしく繰り返されることになります。

必然的にミスが起こりやすくなり、誤嚥するリスクが高くなってしまうのです。

そもそも、口は食べるための器官です。感染症や誤嚥を防ぐためにも、ふだんから鼻呼吸を心がけましょう。

Q14　鼻づまりも飲み込む力と関係しますか？

A14　鼻がつまると口呼吸になるため、窒息のリスクが高まります

口呼吸と同じメカニズムなのですが、鼻づまりも誤嚥のリスクになります。

そもそも、鼻がつまると口呼吸になるので、「鼻づまり＝口呼吸」ですよね。

あまり知られていないのですが、食べ物をゴックンと飲み込むとき、必ず息を止めて、その後に息を吐いています。

嚥下のメカニズムについては、第2章で詳しく説明しますが、飲み込むときには口を閉飲み込んだ直後は「息を吐き出す」

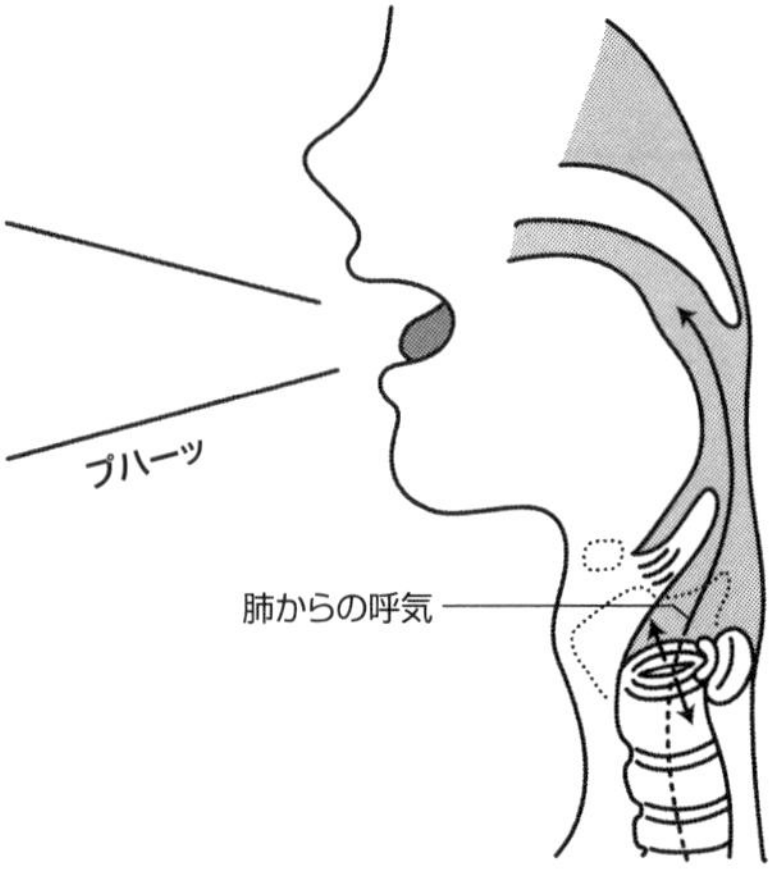

じています。鼻から気管につながる空気の通り道をすべて塞ぎ、食道だけが開いているので、食べ物は誤嚥することなく食道へと送られます。

息をずっと止めることはできないので、ゴックンと飲み込んだあとは、すぐに呼吸が再開されます。このとき、息を吸い込んでしまうと、誤嚥するリスクが高くなります。なので、飲み込んだ直後は「息を吐き出す」ほうがいいのです。

飲み込んだあとに口から息を吐くと、もし食べ物が気管に入りかけていても、肺から出される呼気によって食べ物が押し戻されるからです（イラスト参照）。

ビールのCMなどで、ジョッキを飲み干

したあとに「プハーッ」と息を吐くシーンがよくありますが、あれは誤嚥を防ぐための理にかなった動作なのです。

ところが、鼻づまりで口呼吸になっている人は、食事をしているときに呼吸がしづらいため、飲み込んだ直後に息を吸い込んでしまいがちです。飲み込んだ直後に息を吸うと、その拍子に食べ物が気管に入ってしまうことがあり、誤嚥のリスクが高まります。

さらに、鼻づまりがある人は、息苦しさから食べ物をよく噛むことができず、丸呑《まるの》みしてしまいがちです。鼻がつまると、ラーメンが食べにくくなるわけです。これでは、食事をおいしく楽しむことができませんし、胃腸に負担をかけてしまうことになります。

また、高齢になってさらにのどの機能が低下すると、のどに食べ物をつまらせて窒息する事故も起こりやすいため、とても危険です。

Q15 ヘビースモーカーはダメですか？

A15 ダメです！　のどだけでなく全身の老化や病気を招きます

ヘビースモーカーの患者さんを診察することもありますが、呼吸機能が悪く、声門下圧が低下しているので、誤嚥しかけたものを吐き出せず、誤嚥しやすくなります。

タバコを吸いすぎたときに、のどが痛くなったことはないでしょうか。これはタバコの煙に含まれる有害な化学物質が、のどの粘膜を傷つけているためです。

こうした状態が続くと、のどの粘膜はどんどん弱っていきます。さらには炎症を起こし、咽頭炎、気管支炎、さらには舌がん、咽頭がん、喉頭がん、食道がんなど深刻な病気のリスクへとつながります。

のどだけではありません。タバコの煙は肺にも入り込み、肺の組織も痛めつけます。呼吸機能が低下し、肺がんのリスクを高めます。最近は、自分が吸っていなくても、家庭や職場などで周囲の人が吸ったタバコの煙（副流煙）も、肺がんのリスクになることがわかっています。

タバコは「百害あって一利なし」です。自分自身だけでなく、家族や周囲の人の健康を守るためにも、いますぐ禁煙しましょう。また、喫煙者が多い場所に近寄らない、タバコの煙が充満している場所にとどまらないなども、のどを守るためには有効です。

Q16 どうして〝40代以上の男性〟はリスクが高いのですか?

A16 のどの老化は40代から始まり、男性はのどが下がりやすいからです

のどの老化は個人差も大きいのですが、女性よりも男性のほうが明らかに老化しやすい傾向が見られます。実際、嚥下障害は女性よりも男性に圧倒的に多いですし、誤嚥性肺炎での死亡率も高くなっています。

これは、解剖学的に男性のほうがのど(喉頭)が下がりやすいことが関係しているのでしょう。喉頭の位置の男女差についてまとめた論文がありますし、長年、診察してきた私も一目瞭然だと思っています。

次ページのグラフを見てください。男性は女性に比べて、のど仏が明らかに低い位置にあります。さらに、60代以降の落ち方は女性よりも顕著です。

のど仏の位置の下降は嚥下機能の低下につながります。

のど仏の位置の変化

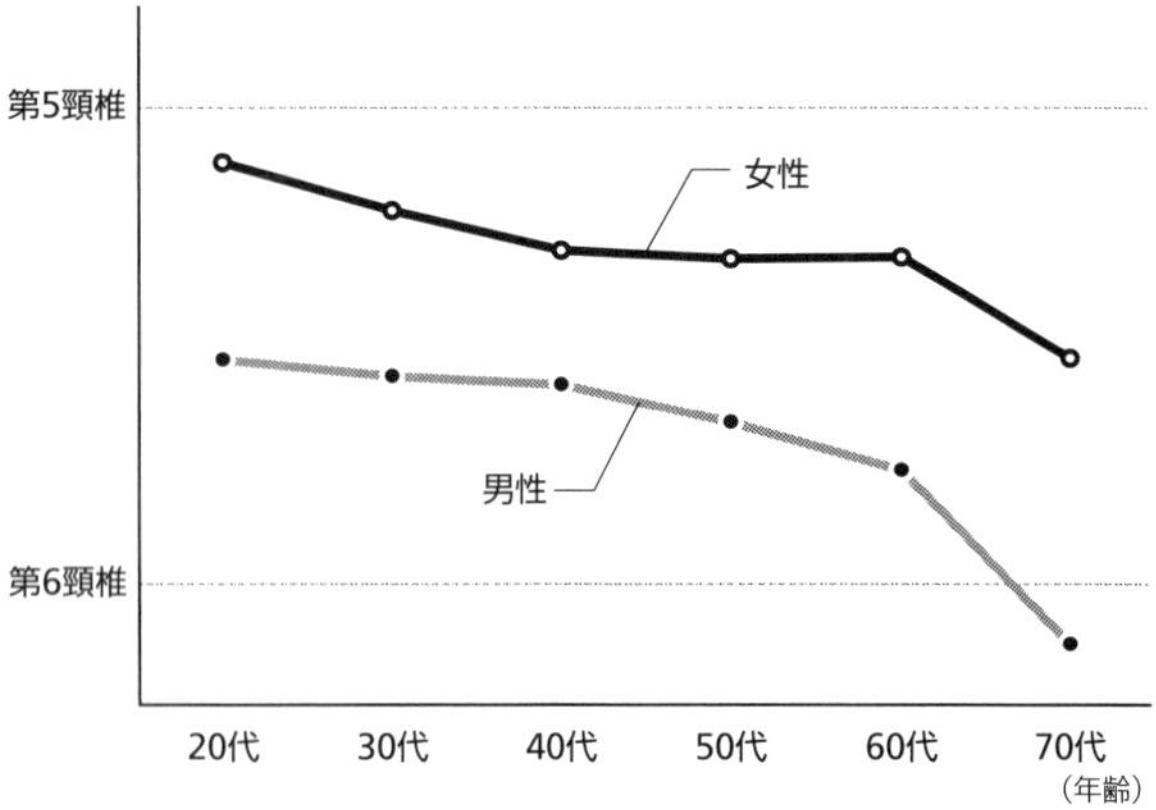

出典：設楽哲也「耳鼻咽喉科領域における年齢変化」1980、
古川浩三「日本耳鼻咽喉科学会会報」1984

ただ、なぜこのような男女差が生じるのか、医学的な理由はわかっていません。一説には「女性は男性よりもおしゃべりだから」と言われています。

一般的な傾向になりますが、女性にはおしゃべり好きな人が多く、友人同士での食事会やご近所での立ち話などをする機会が多いように感じます。しゃべる機会が多ければ、それだけのど仏を動かしますから、のどが衰えにくいのでしょう。

一方、男性、特に定年を迎えた男性は、人との交流がぱったりと途絶え、家に引きこもる人が少なくありません。家族との会話もほとんどないのであれば、声を出す機会が減り、のどの機能の老化が加

頸椎とのど仏の位置

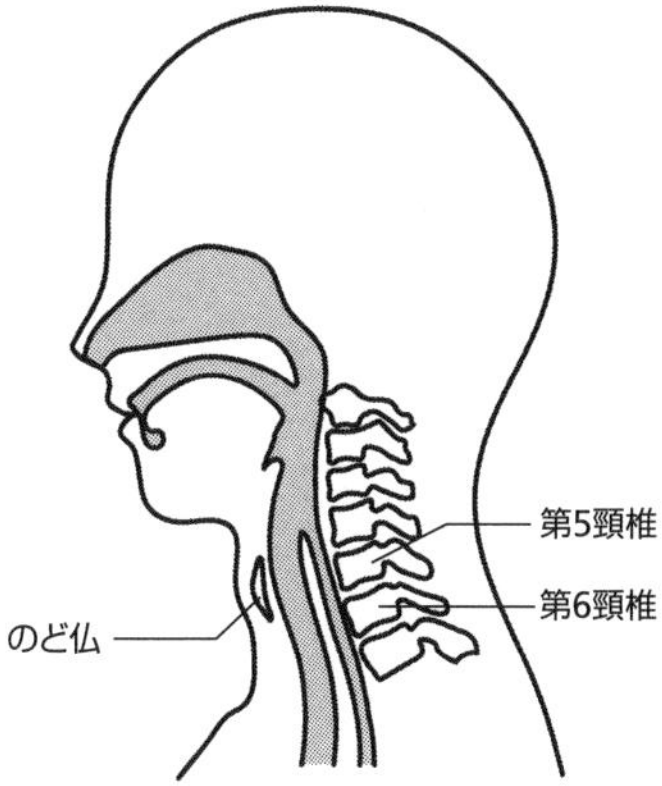

速度的に進みます。

そして、のどの老化は高齢者だけの問題ではありません。42ページのグラフが示しているように、男性は40代からのど仏の位置が徐々に下がっていきます。女性ののど仏が下がり始めるのは60代以降ですから、ざっと20年間のハンディがあることになります。

男性は、40代に入ったら、のどの老化予防に励むことをおすすめします。

Q17 10秒以内に１００mlの水を飲み干すことができませんでした

A17 嚥下機能が落ちています

　これは嚥下機能をチェックするためのテストで、嚥下障害の診断に用いられるものです。クリアできない場合は嚥下障害が疑われるので、すぐにのどの専門医を受診しましょう（全国の嚥下相談医リストは１６６ページ参照）。ただし、食事中にムセがある方が、いきなり１００mlの水を飲み干すテストをするのは止めてください。危険なので、そのまま耳鼻咽喉科を受診してください。

　10秒以内に飲み干せたとしても、水を飲み込んだあと1分以内にセキ込んだ場合は「ムセあり」と判断されます。この「ムセ」も嚥下機能が落ちているサインです。

　水を飲み込むときは、前を向いて、上向きで飲まないようにしましょう。あとで詳しく述べますが、飲み込むときの姿勢が、嚥下機能に大きく関係します。

　40代、50代であれば、10秒以内に飲み干せない人はほとんどいないでしょう。ただ、ムセた人はいるかもしれません。その場合、そのまま放置していると飲み込む力はどんどん低下してしまいます。

飲み込む力は生きる力

みなさんはどんなときに幸せや喜び、楽しさを感じますか?

答えは人それぞれだと思いますが、「おいしいもの、好きなものを食べているときが幸せ」という方は、かなりいらっしゃるのではないでしょうか。

食欲は、性欲、睡眠欲と並び、ヒトの根源的な欲求のひとつです。「食べたい」という欲求が満たされたとき、幸福感や充足感を覚えることでしょう。おいしいものを食べたときに覚える満足感を「口福《こうふく》」と言うくらいですから、「食べる喜び」はヒトにとって最上の幸せのひとつだと私は思います。

のどが衰えて飲み込む力が低下するということは、この食べる喜びが失われてしまうことを意味します。少しずつ食べられるものが限られていって、やがて自力で飲み込むことができなくなり、「口から食事を摂ることができなくなる」ということです。

生物にとって、「食べられないこと」は「死」に直結します。

人間は、自分でものを食べられなくなっても、飲み込むことができれば、介助や介護によって、口から食べる期間をかなりのばすことができます。

また、嚥下機能がかなり低下して、誤嚥がひどくなり、口から食べられなくなったときには、「口以外で栄養を摂る」という手段をとることもあります。

その手段は、胃瘻（人工的に胃に穴をあけてチューブを通し、そこから栄養を補給すること）や、点滴（手や足の末梢《まつしよう》血管から低カロリーの輸液を注入すること）があります。

このように、口から食べられなくなっても生命を維持することはできます。誤嚥するリスクが格段に減るので、誤嚥性肺炎の心配がなくなります。また、食事を介助する手間がなくなるので、介護する側の負担も大きく軽減します。

ただ、その一方で、胃瘻は寝たきりの状態になるので認知症が進むことがあり、注入する量が多いとひどいむくみが出たり痰が増えて吸引が必要になったりするなど、問題点が指摘されています。

実は、欧米では胃瘻や点滴などで延命を図ることは、ほとんどありません。

生物は口から食べられなくなったら寿命を覚悟する時期です。胃瘻や点滴で命を永らえることは、自分の意思で生きているというよりも、「生かされている」と言ったほうがいいかもしれません。

そしてそれは、「そのような状態で生かされることが、果たして本当にいいことなのか」という人間らしさ、生命の尊厳の問題に関わってきます。

高齢者の胃瘻や点滴は非常にデリケートな問題です。胃瘻や点滴を行うかどうかの判断は、家族や親族に委ねられることが多いのですが、少しでも長く生きて欲しいと願うのは、無理もないことかもしれません。

私の考えは、どちらかというと胃瘻に対しては慎重派です。飲み込む力が回復する見込みがある場合は胃瘻をすすめることもありますが、「胃瘻をしなくてもいいように、飲み込む力の維持・向上に全力を尽くす」のが医療の本来あるべき姿だと思っています。

お迎えが来るその日まで、自分の口でおいしく食べて、ピンピンコロリと逝《い》くことは、絶対無理、という話ではないのです。60代、70代、80代でも遅くはありません。寿命が尽きるそのときに後悔しないように、のどを鍛える。いまできることをやりませんか。

死ぬまで口から食べるために

これまで、たくさんの嚥下障害の患者さんを診てきましたが、嚥下機能が回復したことで元気を取り戻した患者さんはたくさんいらっしゃいます。

例えば、脳卒中を発症して嚥下機能が低下して胃瘻になっていた患者さんが、懸命なリハビリで、再び口から食事ができるようになり、胃瘻を抜くことができました。いったん胃瘻になっても、そこから回復することはできるのです。リハビリは数年かかりますが、食べられるものが徐々に増えていくので、がんばるモチベーションになるのでしょう。

逆に、嚥下指導を行っていた患者さんのご家族からのクレームで、リハビリが続けられなくなって状態が悪化した患者さんもいらっしゃいます。

近年、脳卒中のリハビリや介護の現場では、NST（栄養サポートチーム）やSST（摂食嚥下サポートチーム）という、医師、看護師、言語聴覚士、栄養士・管理栄養士、理学療法士、作業療法士、歯科医、歯科衛生士、薬剤師、臨床検査技師、介護士、ケアマネージャーなどが連携して、栄養の状態や食事の状態、口の中の状態などをチェックして、「口から食べること」をサポートする活動が広がっています。

栄養管理や嚥下の重要性についての認知が広がってきたということでしょう。また、食事を美味しく食べるために、咀嚼することはとても大切で、そのために口腔ケアも必要不可欠です。

そして、飲み込む力をつけることは、その人の生きる力を高めることにつながると言っても過言ではないと私は考えています。

もっと言えば、40代、50代と比較的若い年代から、のどの重要性について知っていただき、自分でできるのど筋トレなどを行っていただくことで、老化をゆるやかにすることができるのではないかと思っています。

第2章 飲み込む力が寿命をのばす

噛む力と飲み込む力は異なる

飲み込む力に対する誤解で多いのが、「よく噛めば誤嚥しない」というものです。

ステーキを食べたとき、噛むとじゅわっと出てくる肉汁にうま味を感じるように、食事は噛むことによっておいしく感じられます。

噛むために丈夫な歯や適切な義歯が必須ではありますが、長時間、噛みすぎると、食道の入り口に咀嚼された食べ物がたまって、誤嚥しやすくなります。

よく噛むと食べられるようになると言う医療関係者もいらっしゃいます。咀嚼と飲み込む動作は連携してはいますが、イコールではありません。分けて考える必要があるのです。

例えば、食べ物の種類によって噛む時間やのどへ送り込む時間は変化しても、嚥下運動自体（ゴックン）の時間は変化しません。

口腔機能は、「咀嚼する（噛み砕く）」「嚥下運動の口腔期（のどへ送り込む）」「発声」「だ液の分泌」などを通して、「食べる」ことと「話す」ことを担っています。

食べる力と話す力を維持するためには、口腔ケアだけでは不十分です。飲み込む力を維持するための「のどのケア」も含めて行わないと、口腔機能を維持することはできません。

食事をおいしく食べるためには、自前の丈夫な歯、もしくは自分に合った適切な義歯と飲み込む力の両方が必要です。飲み込む力が低下すると誤嚥しますし、歯がなかったり、義歯が合っておらず口の中が不安定だと誤嚥しやすくなります。歯のケアや自分に合う義歯については、歯科の先生に相談してみてください。

歯のケアは健康長寿のためには欠かせません。ただ、食べるためにはのどの働きも不可欠です。私はのども歯と同じくらいのケアが必要だと考えています。

嚥下障害は全身の問題

嚥下機能が落ちて、食べ物や飲み物を正常に飲み込めなくなった状態を「嚥下障害」と言います。嚥下障害の原因は、脳卒中（脳血管障害）、体力の低下、加齢（老化）、神経の病気、認知症など、多岐にわたります（次ページグラフ参照）。

さまざまな要因で発症するため、嚥下障害は全身が関係する症状だと考えられています。

知恵の輪を外すときのように、「ああでもない」「こうでもない」とさまざまな角度から原因を探っていくことが大切です。

嚥下障害の原因は多様→全身の問題

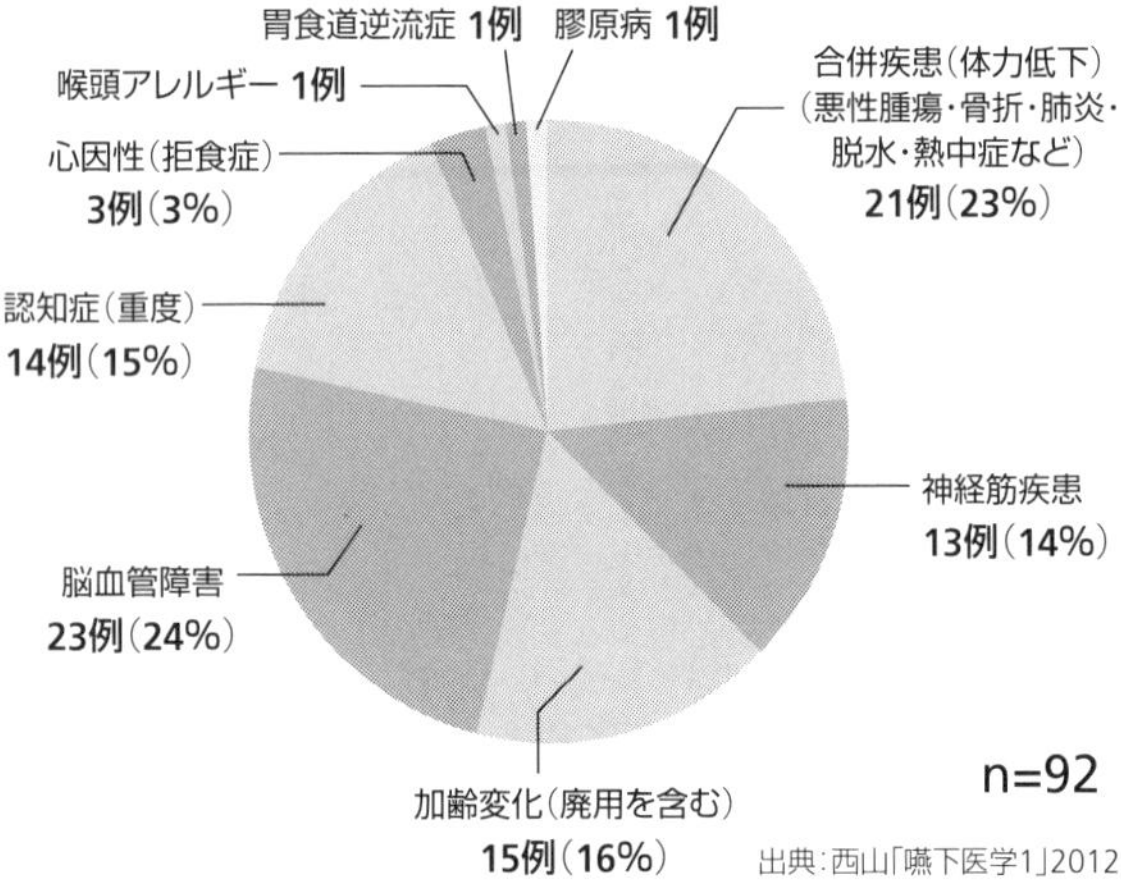

出典：西山「嚥下医学1」2012

嚥下機能がかなり低下すると、小さなごはん粒でも誤嚥します。しかし、誤嚥していることに気がつきません。

90歳の患者さんを診察したとき、のどをチェックするとごはん粒が咽頭に残っていました。本人は元気で、誤嚥していることにまったく気がついていません。そのときはごはん粒を取り除いて、ご本人には「ごはんではなくておかゆのほうがいいですよ」、ご家族には「熱が出て黄色い痰があったら内科を受診してくださいね」とお伝えしました。

高齢者の誤嚥がやっかいなのは、まった

在宅の75歳以上の約30%が誤嚥

	症例数	平均年齢
正常群	34例（42%）	77.1
喉頭流入群	21例（26%）	79.4
誤嚥群	26例（32%）	83.1
	（81例）	

出典：西山「日本気管食道科学会会報58」384-391, 2007

く症状が出ないまま、本人や周囲の人間も気がつかないうちに誤嚥していることです。私が調べたデータでは、在宅で介護を受けている75歳以上の患者さんのうち、約30％は誤嚥していました（表参照）。

頻繁に誤嚥するようになると、窒息や誤嚥性肺炎によって命を失うリスクが高くなります。3人に1人ですからかなりの高確率です。高齢者の誤嚥を見過ごすことは、命のリスクにつながります。

飲み込む力が低下していくプロセス

嚥下機能は「認知機能」「食事の様子」「口腔状態」「喉頭と咽頭の機能」「呼吸機能」などから判断します。基本的には、体温、体重の変化、歩行状態、食べるスピードが速すぎたり遅すぎたりしないか、きちんと嚙めているか、義歯は合っているか、何秒間くらい声を出せるか、痰は出ないか、食後に痰が増えていないかなどをチェックします。

このほか、内視鏡で喉頭を直接確認し、食べ物を使って嚥下機能のチェックを行ったり、Ｘ線を当てながら造影剤を混ぜたゼリーや水、米飯、おかゆなどを食べてもらって、咽頭や喉頭、食道の動きを調べる「ＶＦ（嚥下造影検査）」を行ったりします。

嚥下機能が低下している場合は、嚥下の状態に合わせた食事指導が行われるのですが、その基準となるのは、「日本摂食嚥下リハビリテーション学会」が発表した「日本摂食嚥下リハビリテーション学会嚥下調整食分類２０１３」（通常は「コード分類」と呼ばれることが多い）です。

「学会分類２０１３」では、病院や介護施設、在宅医療などで嚥下機能が低下している患者さんに提供する嚥下調整食の段階やとろみの程度をピラミッドで表現しています。

嚥下障害の程度が進むほど濃いとろみが必要とされ（ピラミッドの上の段）、軽い場合は薄いとろみになり、もっとも嚥下障害が軽いいちばん下の段の食事は、ふつうの食事との違いはそれほど大きくありません。

学会分類2013と兵頭スコア2010

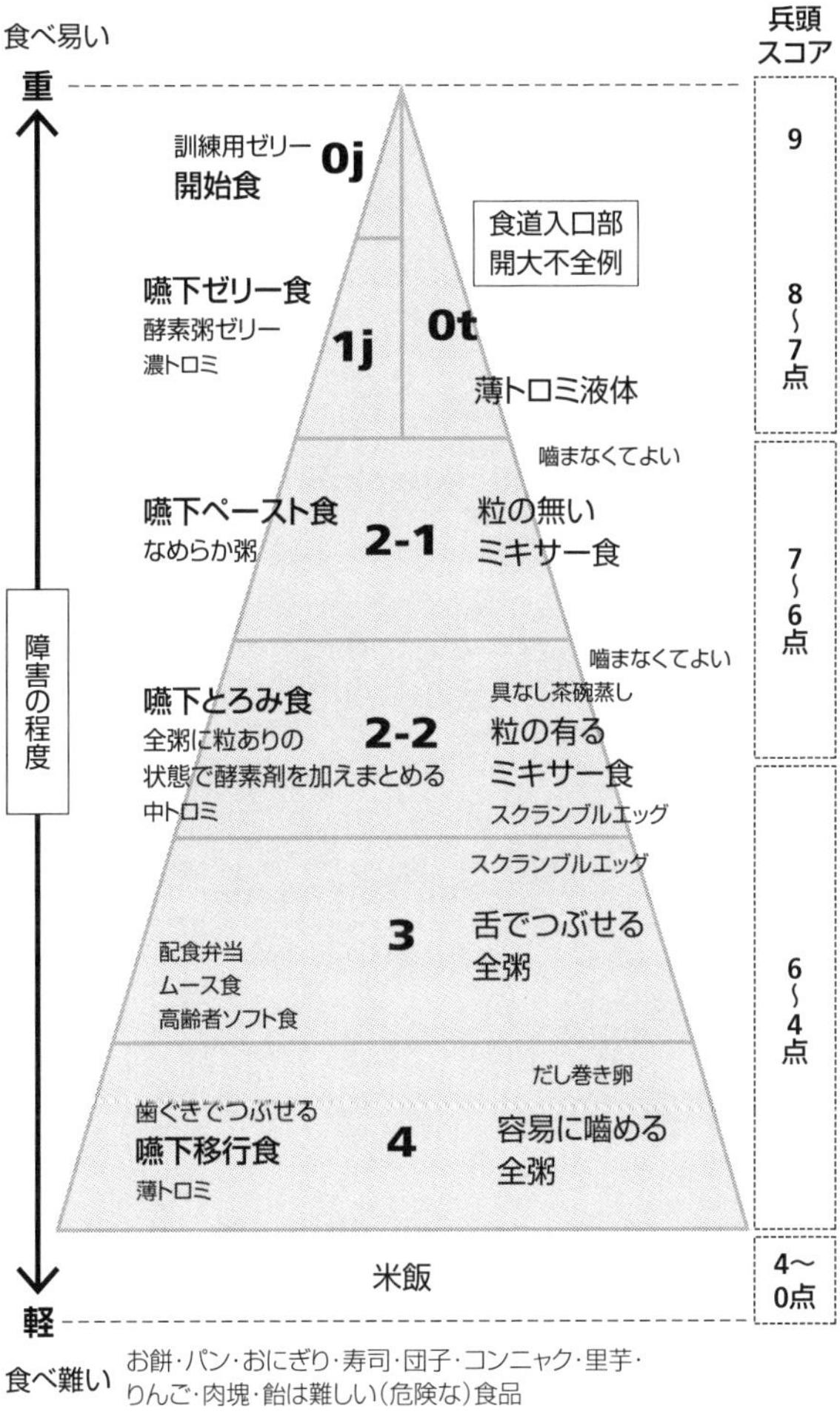

これを見ればわかりますが、嚥下機能の低下には段階があります。いきなりすべての食べ物が飲み込めなくなるわけではありません。固い米飯でムセてもお粥ならムセなく食べられる→お粥でもムセるならミキサー食なら食べられるという順番で移行していきます。のどをゆっくりとなめらかに変形しながら落ちるような食事にすることで、誤嚥は減らせるわけです。

のどの機能は一度落ちてしまっても回復する可能性があります。ピラミッドのどの段階でも、リハビリテーションを行うことで嚥下機能が改善することもあるのです。

誤嚥とは食べ物が食道ではなく気管に入ること

ここからは、嚥下のメカニズムについてさらに詳しくお話ししていきたいと思います。

まずは「のど」の構造についてです。

のどは、咽頭から喉頭にかけた部分のことを指します。咽頭から上は鼻腔《びくう》につながり、咽頭から下は上下に動く「のど仏」を分岐点に、食道と気管に分かれています。

通常は食道の入り口は閉じていて、空気が気管へと送られているのですが、食事をするときには、喉頭蓋という防波堤がのど仏が上がることにより後方に倒れて、気管に蓋をし

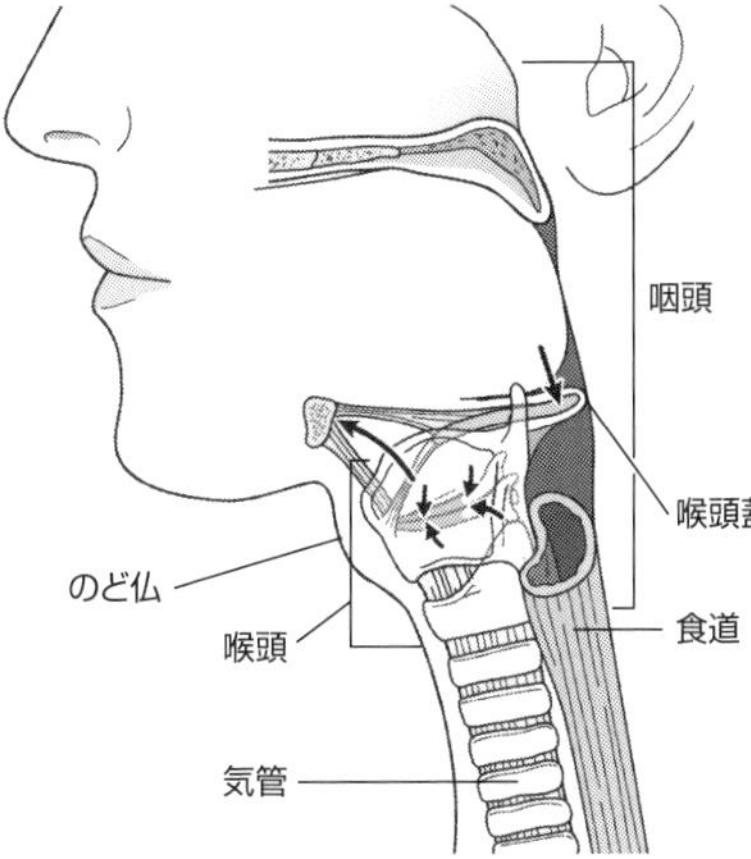

て声帯が閉じ、食道の入り口が開いて食べ物や飲み物が食道へと送られます。

　のどの機能が落ちてくると、本来は食道に送られる飲食物が気管に入ってしまうことがあります。これが誤嚥です。

　また、若い年代でも、急いで食べているときなどに、飲食物が気管に入りかけて、ムセたりセキ込んだりすることがあります。飲食物が気管に侵入しても、声帯より上にとどまっている場合は、気管に入りかけただけで誤嚥ではありません。「喉頭流《こうとうりゅう》入《にゅう》（喉頭侵入）」と呼ばれます。

　この場合、ムセやセキで、飲食物は喉頭より上に戻り食道へと送られ、大きなトラブルになることはありません。ただ、ムセたりセキ込んだりする回数が多い場合は、のどの機能が低下している兆候なので、いずれ誤嚥を起こすようになります。

知っておきたい3つの誤嚥

「誤嚥」とは、気管方向に侵入した飲食物が声帯よりも奥に入ってしまうことです。高齢者につきものと思われがちですが、若い人でも誤嚥することはあります。

ほとんどはムセたりセキ込んだりすることで、気管に侵入することなく押し戻されますが、なかにはうっかり気管に入ってしまうこともあるのです。

誤嚥は何を誤嚥するかによって次の3種類に分けられます。

■食物誤嚥

飲食物を誤嚥することです。**食形態**の工夫（やわらかく調理する・とろみをつけるなど）、食べる姿勢の改善、リハビリテーションなどで予防・改善できます。

■だ液誤嚥

寝ている間に、無意識のうちにだ液を誤嚥することです。体力が低下すると日中に誤嚥することもあります。免疫力が維持されていれば、だ液を少量、誤嚥したくらいでは肺炎を発症することはありません。体力や嚥下機能が低下して誤嚥しやすくなったところに、肺の機能が弱り免疫力が低下すると肺炎を起こします。肺炎予防には、歯磨き、歯周病の治療など口腔ケアが、ある程度は有効ですが限界があります。

■胃食道逆流誤嚥

横になったときに、胃の内容物が逆流して誤嚥することです。診断が難しく、食べたあとに胸やけがする、胃の上がつかえるように感じる、胃の上のほうがチクチクする、のどや口に酸っぱいものが上がってくる、といった症状があるときには逆流性食道炎が疑われます（94ページ）。食後すぐは横にならない、睡眠時の姿勢を工夫することで予防できます。

食物、だ液、胃の内容物などが誤って気管に落ちて肺に入ると、やがては誤嚥性肺炎の引き金になります。

ムセない誤嚥が引き起こす悪循環

食物などが気管や肺に侵入したとしても、必ず誤嚥性肺炎になるわけではありません。誤嚥する量が多かったり、高齢だったり、病気で体力が落ちていたり、免疫力が低下していたりすると、誤嚥したものといっしょに侵入した細菌が、気管や肺で増殖して炎症を起こすことがあります。この炎症が悪化すると肺炎（**誤嚥性肺炎または嚥下性肺炎**）を引き起こします。

ムセたりセキ込んだりするのが誤嚥のサインではあるのですが、ここで気をつけないといけないのは、誤嚥の中にはこうしたサインがない場合もあることです（**不顕性誤嚥《ふけんせいごえん》**）。

不顕性誤嚥がこわいのは、高齢者だとだ液や食べ物が気管や肺に落ちて炎症を起こして誤嚥性肺炎になっていても、熱が出ずふだんと変わらない、もしくは少し痰が増えて微熱が出る程度のため、肺炎に気がつかず放置されてしまいがちな点です。

高齢者の誤嚥性肺炎は、元気そうに見えても、肺の炎症がじわじわと続いています。気がつかないうちに肺が少しずつ侵され、治療が遅れて回復が難しいケースも少なくありません。

不顕性誤嚥を繰り返すうちに肺の炎症が広がり、呼吸機能や体力が低下して、さらに嚥

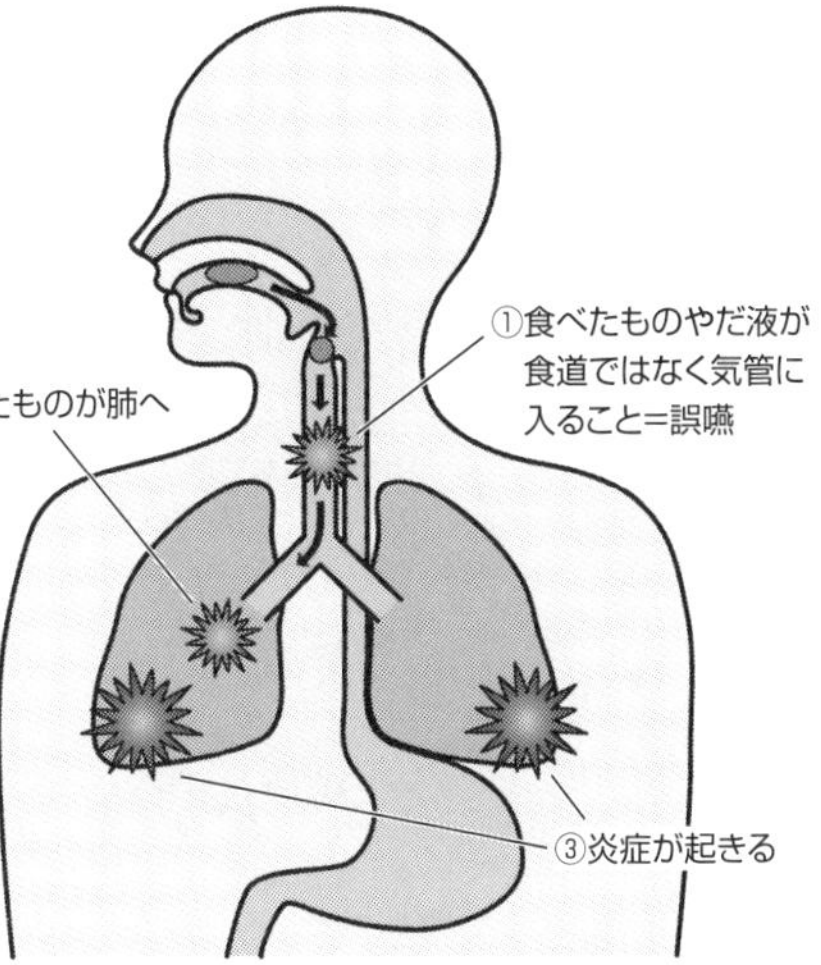

下機能も低下して食べられなくなる、という悪循環に陥ってしまいかねません。

また、慢性的に誤嚥を繰り返していると、ムセなくなるという報告もあります。ムセたりセキ込んだりしない不顕性誤嚥は、誤嚥全体の30〜70%を占めるとも言われ、知らず知らずのうちに誤嚥していて、いつの間にか誤嚥性肺炎を起こしている人が少なくありません。

肺炎を日本人の死因
第3位に押し上げた誤嚥性肺炎

日本人の死因は、長年にわたり「1位がん、2位心臓疾患（主に心筋梗塞）、3位脳血管疾患（主に脳卒中）」が不動のトップ3でした。

ところが、2011年に肺炎による死亡者数が、脳血管疾患を抜いて第3位に躍り出て以降、現在まで実質その座をキープし続けています。

肺炎による死亡者数が増えた背景には、誤嚥性肺炎で命を落とす高齢者が増えたことが大きく関係しています。

肺炎で亡くなっている人のほとんどが75歳以上の高齢者であり、高齢者の肺炎の70％以上に誤嚥が関係していると指摘されているのです。

誤嚥性肺炎の急増には、日本人の寿命が延びたことが関係しています。1960年の日本人の平均寿命は、男性は65歳、女性は70歳でしたが、2019年の平均寿命は男性は81歳、女性は87歳ですから、15年以上延びていることになります。つまりは、寿命がいまほど長くなかった頃は、嚥下機能が低下する前に亡くなっていたとも考えられます。60代、70代であれば、そこまで嚥下機能は落ちていないから、嚥下機能の大切さが問題になることはなかったのでしょう。

気付かぬうちに進行する誤嚥性肺炎

誤嚥性肺炎のこわいところは、肺の炎症が初期はごく軽いので、症状がないまま、気がつかないうちに進んでしまうケースが多々あることです。

温かく、湿度がある気管や肺の中は、細菌が繁殖する絶好の環境です。誤嚥して気管や肺の中に食べ物が入ると、いっしょに侵入した細菌はそれをエサに増殖します。

細菌の増殖スピードが速ければ、誤嚥したあとすぐに発熱やセキなど肺炎らしい症状が出ます。しかし人によっては、多少、誤嚥してもすぐには肺炎の症状が出ずに、ふだんと変わりなく過ごしているケースもあるのです。

誤嚥したあとで肺炎を発症するかどうかは、個々の体力や免疫力や吐き出す力、誤嚥したものの種類や量（次ページイラスト参照）に左右されると考えられています。

高齢者や免疫力が低い人は、一見元気そうでも、誤嚥による肺の炎症（気管支炎）が続いていて、体がじわじわとダメージを受けているケースがそれほど珍しくありません。

高齢者は廃用（安静状態が続くことで起こる体の器官や筋肉の機能低下）が速く進みます。なかには、肺炎が発覚してほんの1週間で、以前から寝たきりだったと勘違いするくらい衰弱してしまう高齢者もいるのです。

肺炎は治療が遅れると回復が難しくなります。気がつかないうちに炎症が広がって、肺

誤嚥と誤嚥性肺炎発症の関係

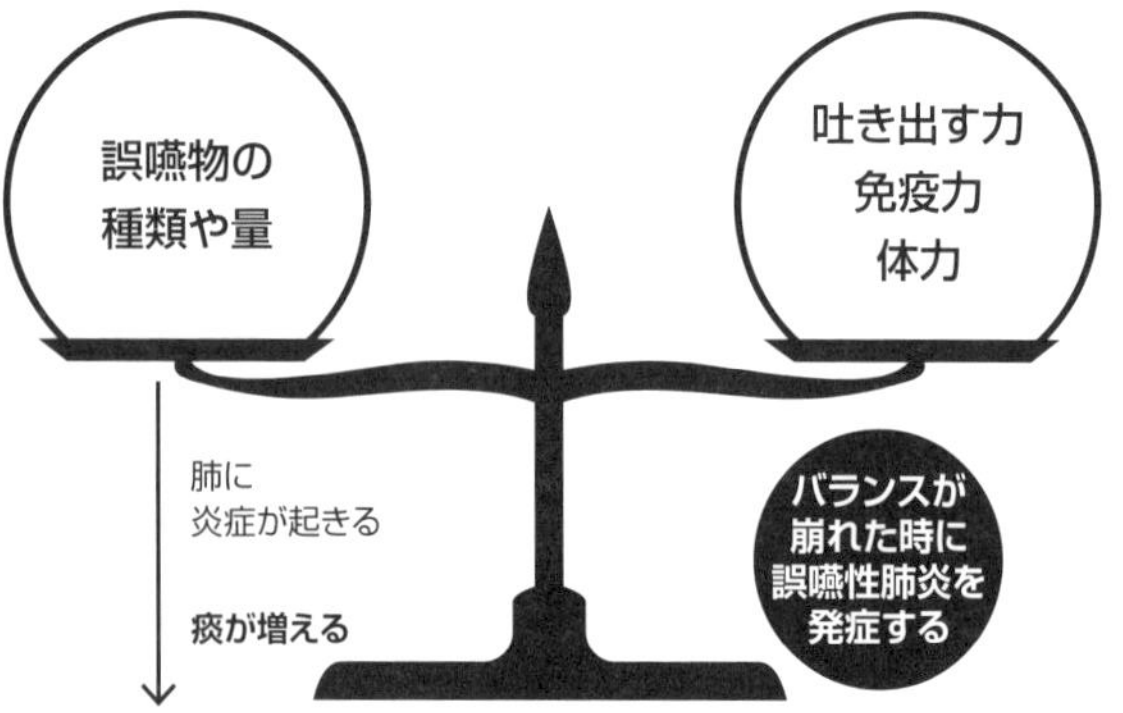

出典：丸目正忠、藤谷順子「嚥下医学7（1）」2018. 改

の呼吸機能や嚥下機能も低下して、食べられなくなってさらに衰弱するという負のスパイラルに陥りやすいことを覚えておきましょう。

嚥下運動は0・8秒以下という一瞬の奇跡

食べ物を噛み砕いてから飲み込む一連の動きを「嚥下運動」と言います。

ふだん何気なく行っている、食べ物を飲み込む動作は、とても精巧なメカニズムで成り立っています。嚥下運動を簡単にまとめると、左記の流れになります。

「噛み砕いた食べ物が口腔内からのどに送

られる」

←

「食べ物をゴックンと飲み込み食道に送る」

この一連の流れは、とても複雑で精巧な連携プレーで成り立っています。詳しく説明しましょう。

①食べ物を噛み砕いて、飲み込みやすい形状にする
②舌が上がって、口腔を閉じる
③軟口蓋が挙上して、鼻に通じる鼻《び》咽腔《いんくう》が閉じる
④喉頭挙上筋群がのど仏を前上方へ２～３㎝持ち上げる
⑤その動きに合わせて喉頭蓋が下向きに倒れ、喉頭を防波堤状に塞ぐ
⑥同時に、通常は開いている声帯が閉じて、気管への入り口も閉じる
⑦同時に、咽頭が収縮して食べ物がのどの奥へと送られる
⑧通常は閉じている食道の入り口の筋肉がゆるんで、０・５秒間だけ開く

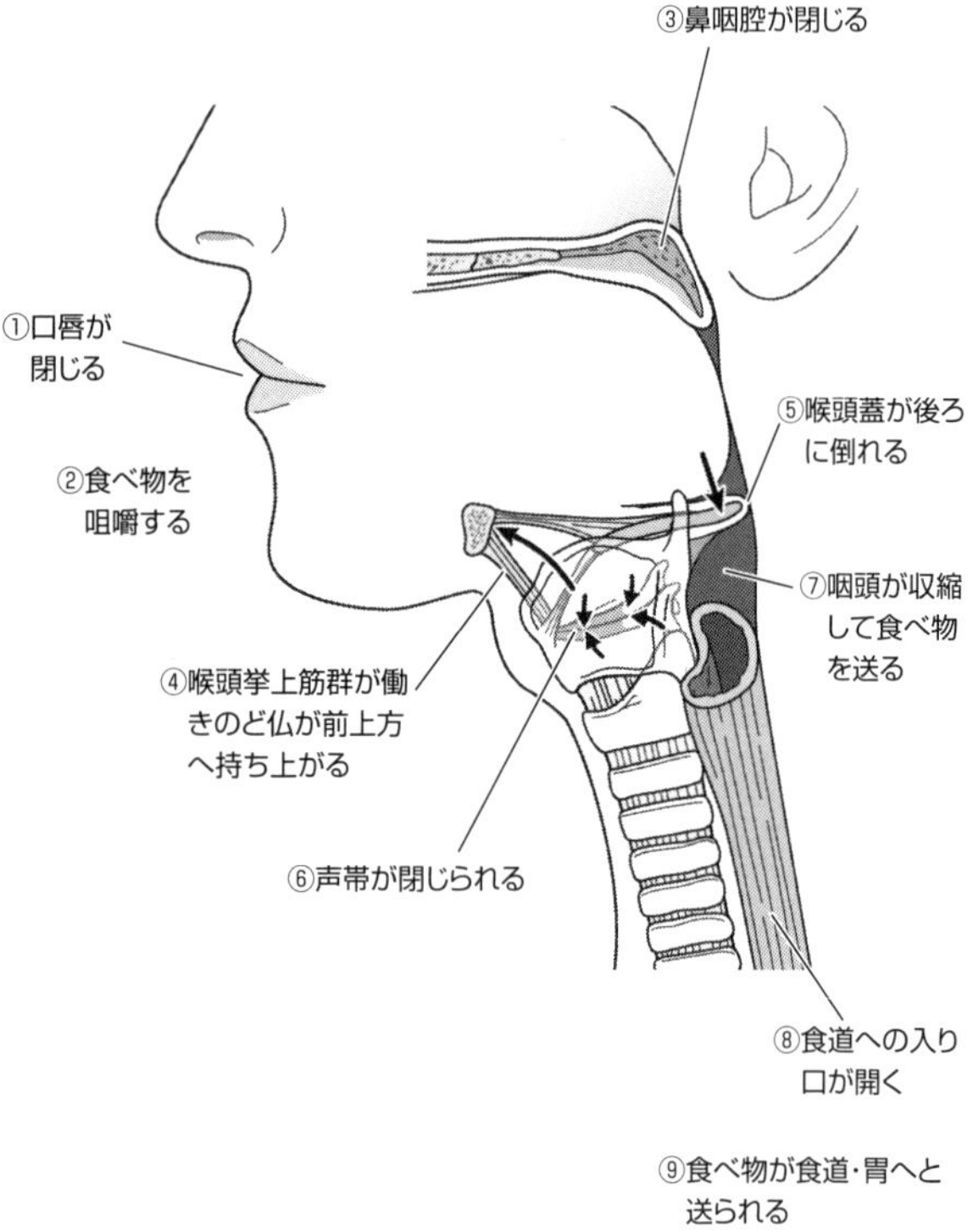
③鼻咽腔が閉じる
①口唇が閉じる
②食べ物を咀嚼する
⑤喉頭蓋が後ろに倒れる
⑦咽頭が収縮して食べ物を送る
④喉頭挙上筋群が働きのど仏が前上方へ持ち上がる
⑥声帯が閉じられる
⑧食道への入り口が開く
⑨食べ物が食道・胃へと送られる

⑨食べ物が食道へと送られる

私たちは③から⑨の動きをわずか0・5～0・8秒ほどの一瞬の間に行っています。

1日約600回飲み込んでいる

嚥下運動には次の4つの通路が関係しています。

①食べ物が入ってくる口の通路（口腔）
②鼻とつながる鼻の通路（鼻咽腔）
③空気の通路（喉頭・気管）
④飲食物の通路（食道）

飲食物を飲み込むときには、このうち、④以外の3つの通路が閉じられています。

つまり、たった0・5～0・8秒の間に、口腔、鼻咽腔、喉頭（気管）が閉じて、食道だけが0・5秒間だけ開き、そこに飲食物が送り込まれるのです。

ほんの少しでもタイミングがずれると、この連携プレーは成立しません。私は診察の際に、X線造影検査でこの嚥下運動を動画で確認しています。それを見ていると、野球のダブルプレー（併殺）やトリプルプレー（三重殺）のような、奇跡の連携プレーを見るような気持ちになることがあります。

私たちは、この複雑で緻《ち》密《みつ》な連携プレーである嚥下運動を、日々の食事で無意識に正確無比に繰り返しています。

健康な成人の場合、１日に約６００回の飲み込む動作を行っているのです。

しかし、年をとると私たちの体は徐々にミスが生じるようになります。嚥下機能も低下して、連携プレーの中で微妙なタイミングのズレが出てきます。

このズレを簡単にまとめると、のど仏を上下させている筋肉（喉頭挙上筋群）が落ちて、のど仏の位置が下がり、また、反射神経の反応が鈍くなって、ゴックンと飲み込むときに、タイミングよく通路の開け閉めができなくなってしまうのです。

その結果、本来なら「食道」だけが開いているべきときに、「喉頭（気管）」への通路にすき間ができるようになり、誤嚥を招くことになってしまいます。

のど仏が下がるとトラブルが起きる

私たちが食べ物を飲み込むときには、のど仏が上下に動いています。試しに、のど仏に手を当てて、だ液（水でもよい）をゴックンと飲み込んでみてください。上下に動いているはずです。

のど仏は喉頭の同じ位置にあるので、喉頭といっしょに動きます。のど仏の正式名称は「甲状軟骨の喉頭隆起」と呼ばれ、喉頭の前にあるでっぱった部分になります。

こののど仏の動きは、喉頭挙上筋群というのど仏周辺の筋肉が、上下に動くことで成立しています。のど仏の位置が下がるのは、喉頭挙上筋群の衰えが原因です。

喉頭挙上筋群のように嚥下に関わる鰓弓《さいきゆう》由来の横紋《おうもん》筋は、骨格筋よりは減少がゆるやかで、ほかの筋肉に比べると衰えにくい部位ではあります。実際、寝たきりになって歩けないほど筋肉が落ちたとしても、嚥下機能はいきなり衰えるものではありません。ただ、徐々に落ちていきます。

そもそも、のど仏には構造的に「下がりやすい理由」があります。それは、喉頭（のど）が、あごから「宙づり」になっているような構造で、喉頭挙上筋群がつり下げているからです。もともと不安定なので、喉頭挙上筋群が少しでも衰えると、のど仏が引力に負けて下がってしまいます。

年をとって筋肉が落ちると、二の腕やヒップがたるんで垂れたり、下がったりします。これは、それらを支えている筋肉が落ちて、重力に逆らいきれなくなるためで、のど仏も同じように年をとるとともに、下がってきます。

誤嚥しないために喉頭挙上筋群を鍛える

のど仏が下がるのは喉頭挙上筋群が衰えてきたことが原因ですから、嚥下機能を維持するためには、この筋肉を鍛えればいいことになります。

では、喉頭挙上筋群は飲み込むときにどのような動きをしているのでしょうか。

喉頭挙上筋群は甲状舌骨筋やオトガイ舌骨筋《ぜっこつきん》、顎二《がくに》腹筋《ふくきん》など、喉頭を上げるときに働く筋肉や軟骨の総称です（イラスト参照）。

喉頭はのどで「食べ物」と「空気」を仕分ける重要な役割を担っていて、食道と気管の分かれ道には喉頭蓋というのどの防波堤があります。喉頭蓋は呼吸したり声を出したりするときには起立していて、食べ物を飲み込むときには倒れて喉頭に蓋をします。

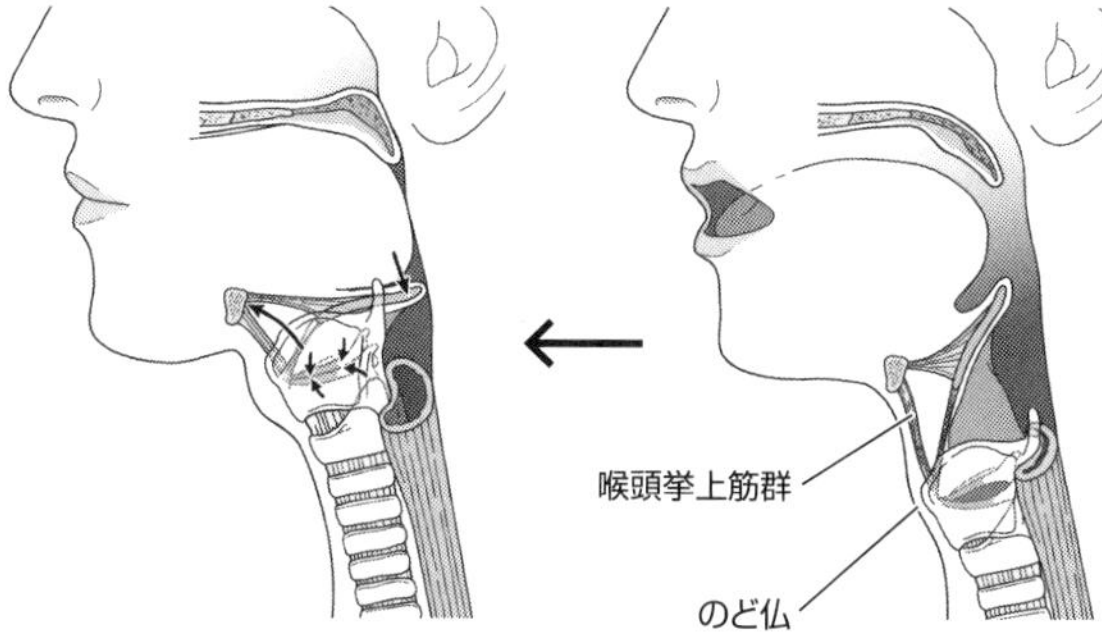

①喉頭挙上筋群（主に甲状舌骨筋）がのど仏をぐっと上に持ち上げる
②のど全体が上前方に上がる
③喉頭蓋が後ろに倒れて喉頭を防波堤状に閉鎖する
④食道の入り口の輪状咽頭筋が弛緩して開き、食べ物が食道へと送られる

喉頭蓋のおかげで、食べ物が気管に入り込まないようになっているのです。

ふだん、喉頭蓋は立っている状態ですが、食べ物をゴックンと飲み込むたびに、喉頭挙上筋群（主に甲状舌骨筋）がよっこらせと喉頭（のど仏）を引っ張り上げて、喉頭蓋が後ろに倒れて喉頭に蓋をします。繰り返しになりますが、このときの①から④の動きは0・5～0・8秒という本当に一瞬の間に行われているのです。

しかし、喉頭挙上筋群も加齢とともに少しずつ衰えていきます。喉頭を上げる力も弱まりますし、ふだんの喉頭の位置を維持するのも難しくなって徐々に下がっていきます。すると、のど仏の位置が下がり、外から見ても喉頭の位置が下がってきているのがわかります。

喉頭蓋という喉頭の防波堤がうまく後ろに倒れないと、そのすき間から飲食物が気管に侵入しやすくなるので、誤嚥が起こりやすくなります。つまり、誤嚥のもっとも大きな要因は「喉頭を持ち上げるのど仏周辺の筋肉（喉頭挙上筋群）の衰え」であると言えます。**のどの筋力をキープして、「のど仏をスムーズに上下させる」「喉頭蓋がスムーズに後ろに倒れる」ことをいかにして保つかが、嚥下機能を守るためには重要なのです。**

加齢とともにのど仏は下がり、筋肉は落ちていく

筋肉は加齢とともに徐々に減っていきます。体を動かす骨格筋は、30代以降は年1％の割合で筋肉量が減っているとされているので、40歳（10年）で10％、50歳（20年）で20％減ることになります。70歳、80歳だとかなりの筋肉が失われてしまうことになります。

全身の筋肉が減るのと同じように、喉頭挙上筋群も減っていると考えられます。

全身の筋力と関連していて計測が簡単なことから、筋力の目安にされることが多い握力と、嚥下機能の関連を調べてみたことがあります。

誤嚥あり群となし群の握力の比較

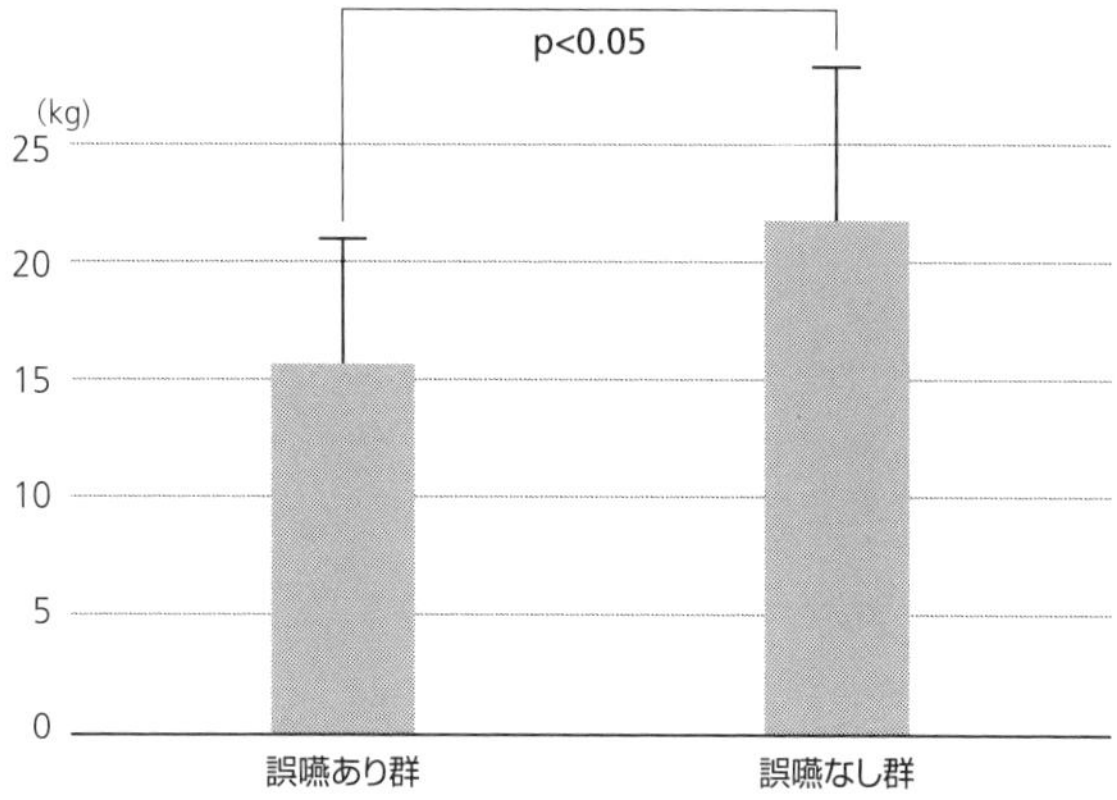

出典：西山「嚥下医学3（1）」67–74, 2014

80歳前後の皆さんに協力してもらい、誤嚥のあるグループと誤嚥のないグループに分けて握力と飲み込む力との関係を調べてみたのです。

すると、誤嚥のないグループは誤嚥のあるグループに比べて、明らかに握力が高い結果が出ました（グラフ参照）。やはり、ふだんから体を鍛えて、筋力を低下させないことが大事だと改めて思いました。

飲み込む動きをコントロールしているのは脳

私たち嚥下専門医が診る嚥下障害の要因は、脳血管障害、脳腫瘍、頭部外傷といった脳の障害がもっとも多くなっています。

実は、嚥下機能の低下には、喉頭挙上筋群の衰え以外に、「反射の衰え」や「喉頭の知覚の低下」なども関係しています。

飲み込む動作のとき、脳はどのような反応をしているのでしょうか。

①食べ物の認知（食べ物を視覚や嗅覚で認識し、どのようなペースで食べるかを判断する）
②食べ物を口の中で咀嚼する（味や食感が脳に伝わる。おいしいと感じる）
③舌が飲食物を咽頭方向、食道へと送り込む（反射運動）

認知症などで脳の機能が低下すると、①の認知ができなくなります。口の中にため込む、ドカ食いをするなどして嚥下運動をスムーズに行うことができません。

また、加齢などによって神経の反応が衰えると、③の反射運動にミスが生まれやすくなり、誤嚥を招くことがあります。

飲み込むときに意識するだけで差がつく

飲み込むときに意識するだけで誤嚥しにくくなるのは、①の認知を意識的に行うことでミスが減るからです。

前述した③の反射運動は、特に「飲み込もう」と意識しなくても、食べ物を咀嚼していると、無意識のうちに飲み込んで食道へと送られます。また、ゴックンする途中で「やっぱり飲み込むのをやめよう」と思っても、いったん始まった嚥下運動は途中で止められません。飲み込む動作は反射運動なので、基本的には無意識のうちに自動的に遂行されるシステムになっています。

ただ、無意識下の行動はときにミスが起こります。誰でも、飲み物が気管に入りそうになってムセてしまったことがあるでしょう。

たまにならいいのですが、ムセる回数が増えてきた場合は、嚥下機能が低下してミスが起こりやすくなっています。そんなときには、飲み込む前に「これから飲み込むぞ！」と意識するクセをつけましょう。意識することで前述した①の認知をしやすくなり、ミスが起こりにくくなって、誤嚥防止に役立ちます。これは、世界各国で認められていて、英語圏では「Ｔｈｉｎｋ（考える）Ｓｗａｌｌｏｗ（飲み込む・嚥下する）」と呼ばれる嚥下訓練法です。

さらに言えば、息をこらえた状態でゴックンと飲み込む「息こらえ嚥下」を行うと、誤嚥予防になります。

息こらえ嚥下のやり方

息をこらえているときは気管の入り口が閉鎖されているので誤嚥予防になる飲み込み方です。飲み込む力がかなり落ちていて、飲み込んだあとにムセる方、誤嚥していてうまく食べられない方に適しています。

①鼻から息を吸う
②しっかりと息を止める
③ゴックンとのど仏を上げることを意識して飲む
④飲み込み終わったら、口から「ハー」と大きく息を吐く

特殊な飲み込み方なので、慣れるまでは、だ液を飲み込むなどして練習してから試すようにしましょう。

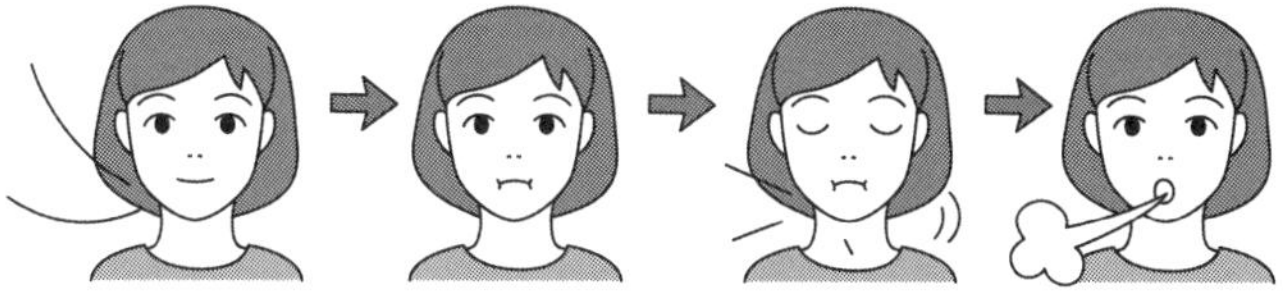

①鼻から息を吸う　②しっかりと息を止める　③意識してゴックンと飲む　④息を吐く

息こらえ嚥下がなぜ特殊かと言うと、本来、食べ物を飲み込むときには息を止めていて、飲み込んだあとに呼吸を再開し、息を吐いているのが正常だからです。

69ページで説明しているように、嚥下しているときは、鼻への通路（鼻咽腔）、肺への通路（喉頭・気管・声帯）が閉じています。空気の通り道が塞がっているので、必然的に息を止めることになります。

いつまでも息を止めてはいられないので、食道が開いて飲食物をゴックンと飲み込んだら、すぐに呼吸を再開します。このとき、息を吸ってしまうと、飲食物を気管に吸い込んでしまいやすいので、飲み込んだ直後は息を吐いたほうが誤嚥する心配がありません。

また、うまく飲み込めておらず、気管に食べ物が入りかけていたとしても、息を吐くことで食べ物が押し戻されて誤嚥を防ぐことになります。

「飲み込むときには息を止め、飲み込んだら息を吐く」と覚えておきましょう。

他にも、メンデルソン手技という喉頭挙上を患者さん自身に意識してもらうやり方があります。患者さんがご自身の手を喉頭（のど仏）に添え、喉頭が最も挙上した位置で保つのを意識させて、飲み込みを良くする方法です。

セキは気管と肺を守る防御反応

飲食物がのどの奥に落ちてしまっても、気管まで落下して侵入しなければ誤嚥したことにはなりません。そして、私たちは「ムセる」「セキ込む」という行為で、気管に落ちかけた飲食物を押し戻しています。

ムセたり、セキ込んだりするのは、気管を守るための防御反応なのです。

飲食物が気管に入りかけることを「喉頭流入（喉頭侵入）」といいます。喉頭流入の場合は、勢いよくムセたり、セキ込んだりすることで、ほとんどが咽頭へと戻され、その後、正しい道、食道へと送られます。

ただし、しょっちゅうムセたりセキ込んだりしている人は、「自分はすでに誤嚥予備軍だ」と自覚して、第3章で紹介するのど筋トレを行って、嚥下機能をそれ以上、落とさな

横隔膜や肋骨を動かす呼吸筋

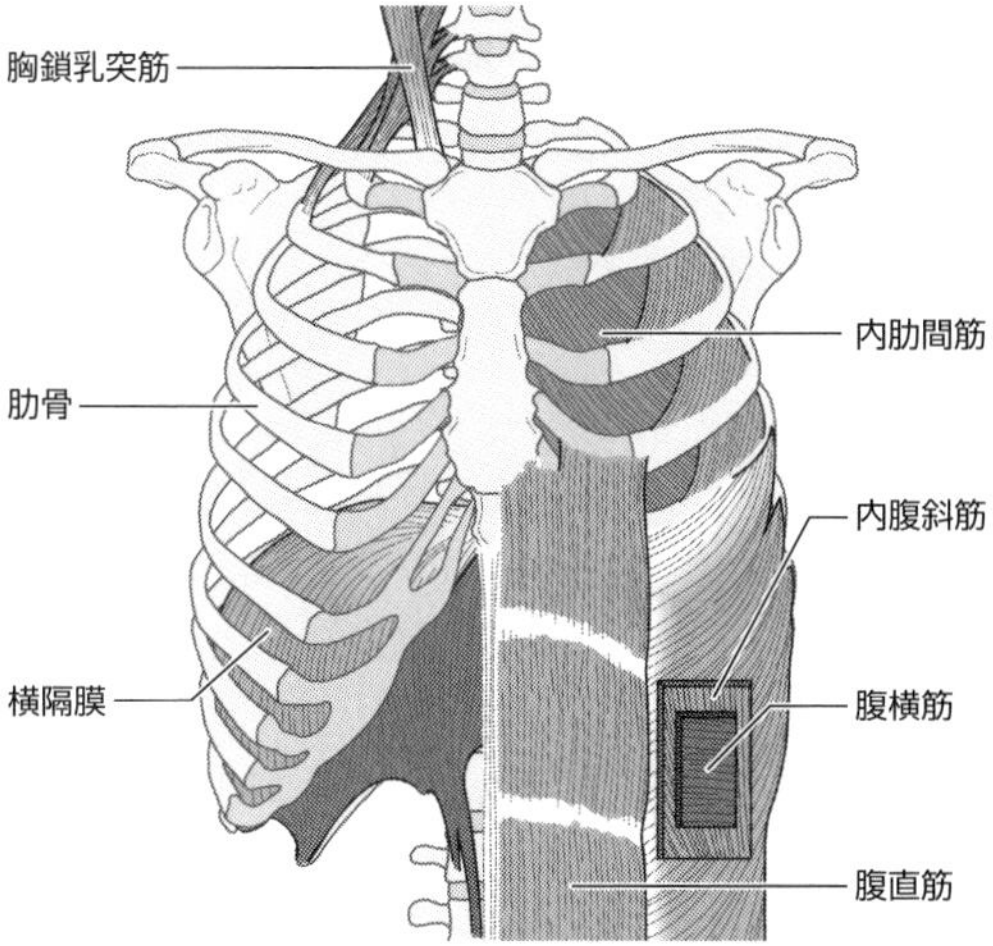

いようにしましょう。

勢いよくセキをするためには「呼吸筋」がカギになります。呼吸筋とは、横隔膜や肋骨を動かす筋肉のことで、数種類の筋肉が連携しています。

呼吸には吐く息と吸う息があり、息を吐くときには肺の中の空気が減ってしぼみ、横隔膜が上がり、息を吸うときには横隔膜が下がって肺が大きく膨らみます。呼吸筋を鍛えると、横隔膜が大きく動き、肺を大きく膨らませることができるようになって、肺活量が高まります。

肺活量がアップすると、セキ込む力も強くなり、声門下圧も上がるので、

誤嚥あり群となし群の1回呼気流量の比較

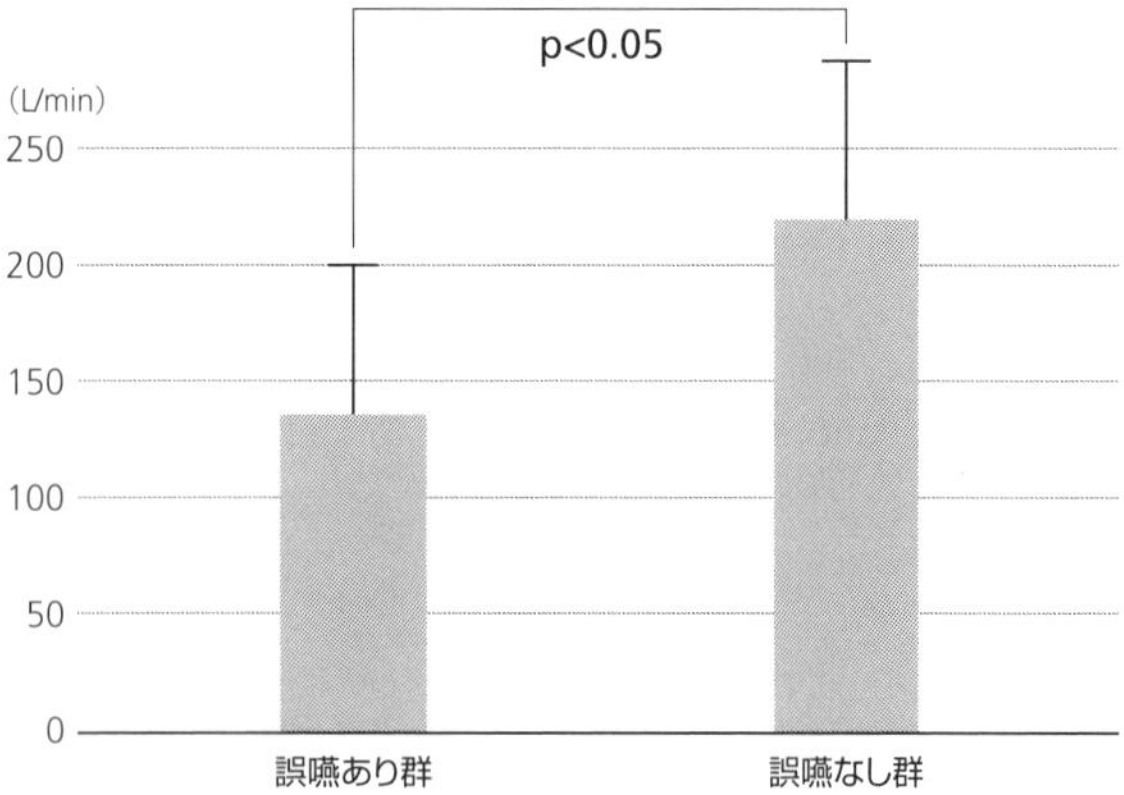

出典：西山「嚥下医学3(1)」67-74, 2014

誤嚥しにくくなり、嚥下機能にもよい影響が出ます。

以前、誤嚥のあるグループと誤嚥のないグループに分けて、呼気流量と嚥下機能との関係を調べたことがあります。呼気流量とは、力いっぱい息を吐き出したときの息の強さ（速さ）のことで、肺活量と似たようなものです。

結果は歴然としていました（グラフ参照）。誤嚥がない人は誤嚥がある人の、1・5～2倍以上の呼気流量だったのです。嚥下機能を向上させるためには、のどだけでなく、肺（呼吸筋）も鍛える必要があることがよくわかります。

のどと肺を鍛えることが誤嚥予防

さて、ここまでで誤嚥予防で大事な2つのことについて述べました。

①「のど周辺の筋肉（喉頭挙上筋群）」を鍛えてのど仏の位置を下げない（喉頭がスムーズに上がるようにする）

②誤嚥しかかったときに異物を排除するセキ込みがちゃんとできるよう「肺（呼吸筋）」を鍛える

のどと肺が強いかどうかの判断基準として、もっともわかりやすいものが「声の大きさ」です。のどは発声機能も担っていて、発声は嚥下機能と密接なつながりがあります。

声を出すこと（発声）は嚥下とほぼ同じ器官を使っています。発声するための器官である声帯は、のど仏のすぐ近く、喉頭の気管側の入り口にあります。声を出すときは声帯が震えるので、大きな声や高い声を出すときほど声帯が大きく震えて、喉頭の筋肉が効果的に刺激されます。

喉頭挙上筋群や呼吸筋を鍛える具体的なトレーニング方法を第3章で紹介しているので、ぜひ今日から実践してみましょう。

第3章　のどの老化を食い止める習慣

のどの老化を加速させる三大NG行為

①喫煙、電子タバコ

さて、ここからはのどの機能を低下させないためにできることを紹介します。

のどだけでなく全身を老化させ、さまざまな病気のリスクを高めるタバコはきっぱりやめましょう。それだけで老化のスピードがゆるやかになります。

２０２０年１月に発表された「平成30年　国民健康・栄養調査」によると、成人男性の喫煙率は29・０%、女性は８・１%です。男性はいまだに３～４人に１人はタバコを吸っていることになります。

喫煙者の中には、「タバコが体に悪いことはわかっているけど、どうしてもやめられない」という方もいるでしょう。これには理由があります。

意志が弱いとかがまんが足りないとかではありません。タバコに含まれるニコチンに依存性があり、タバコを吸わずにはいられないニコチン依存症に陥っているためにやめられないのです。

「タバコを吸っていないとイライラする」「タバコを吸いたくてたまらない」「タバコを吸

っていないと落ち着かない」といった禁断症状がある方は、自分の意志の力だけではタバコをやめるのは難しいかもしれません。

禁煙外来を受診して、サポートを受けながら禁煙にチャレンジすることをおすすめします。禁煙外来のある医療機関はインターネットを利用すればすぐに検索できるので、自宅近くの禁煙外来を探して受診しましょう。

禁煙治療は、飲み薬やパッチを利用します。飲み薬は脳に働きかけて、タバコをまずく感じさせます。パッチは皮膚に貼り付けて、ニコチンを皮膚から血液中に浸透させ、ニコチン濃度をコントロールしながら、ニコチンの量を徐々に減らしていきます。

35歳以上の場合はいくつかの要件を満たした場合に保険適用となります。35歳未満の場合はすべての人が保険適用です。依存症の治療は1回ではうまくいかないケースがあります。もし失敗したとしても、1年に1回は保険適用で治療が受けられるので、翌年に再度チャレンジできます。

もちろん、自己負担であれば何回でも治療を受けることができます。

最近、人気の電子タバコは登場して間もないので、リスクについてはまだ明確なデータがありません。しかし、リスクを指摘する研究報告がありますし、日本呼吸器学会も「電子タバコは健康に悪影響をもたらす可能性がある」として、通常のタバコと同じように公共の場所や交通機関での使用をすすめていません。

危険性を考えると、電子タバコも「吸わない」ほうが賢明です。

②早食い・かき込み食い・ながら食い

急いで食べたり、勢いよくたくさん口の中につめ込むと、飲み込むときに間違った入り口に入りやすく、誤嚥しやすくなります。

こうした食べ方は窒息するリスクがあるので、絶対におすすめできません。

大食い大会、早食い大会などで若い人が窒息死したという報道を聞いたことがありますよね。のどの機能が正常でものどをつまらせるのですから、40代に入ってのどの機能が落ちてきた人にとって、早食いやかき込み食いは危険なので本当にやめましょう。

テレビを見ながら、新聞や本を読みながら、ラジオを聞きながら、食事をする「ながら食い」もやめましょう。高齢でのどの機能が低下している場合は、会話しながらの食事も避けたほうが安心です。

お笑い番組を見ながら食事をしていて、笑った拍子にムセてしまったことがありませんか。これは笑ったときに息を吸って、その瞬間に食べ物が気管へと入ってしまうことでムセています。ながら食いをしていると、どうしても「飲み込むこと」以外に意識を向けてしまうため、ムセやすくなるのです。

家族や友人と会話しながら楽しく食事するのはとてもいいことです。

ただ、会話しながら食事をしていると、誤嚥するリスクが高くなります。食べるときは会話を控えて食事に集中し、食べ終わってから会話を楽しむようにしましょう。

外食であれば、次の料理が出てくるまでの間を、会話を楽しむ時間と決めて、メリハリをつけて楽しむようにすれば誤嚥のリスクを減らすことができます。

「ながら食い」は「つい食べすぎてしまう」「味覚が鈍くなりやすい」という海外の研究報告もあります。誤嚥予防だけでなく、食事をおいしく健康的に摂るためにも、食べることに集中しましょう。

③口いっぱいにほおばる

ひと口でほおばる食事の量にも気をつけましょう。

ひと口の量が多くなると、咀嚼や嚥下能力が追いつかなくなって誤嚥しやすくなります。誤嚥を避けるためには、ひと口の量を少なめにして、口いっぱいにほおばらないようにしてください。

一般的な日本人の成人がほおばるひと口の量は、15〜20mlと言われています。大さじ1杯がちょうど15mlですから、ひと口にほおばる量はそれくらいまでと覚えておきましょう。カレースプーン1杯程度をイメージするとわかりやすいかもしれません。もちろん、てんこ盛りではなく軽く1杯です。

高齢者や嚥下機能が低下している人は、小さじのティースプーン1杯（5ml）以下が原則です。

ただ、ひと口の量が少なすぎると、今度は食事にかける時間が長くなってしまいます。横浜嚥下研究会の調査では、早すぎず遅すぎず、誤嚥しにくいちょうどいい食事の時間は30分程度だそうです。それより長くなると、噛んだり嚥下したりする筋肉や神経が疲れてしまうので、かえって誤嚥の危険性が出てきてしまいます。

誤嚥予防には、口の中に入れる量を大さじ1杯弱程度までにして、30分以内で食事をすればいい、ということになります。

うがい薬も要注意

２０２０年に新型コロナウイルス感染症（COVID-19）が流行して、うがい薬を活用する人が増えているかもしれません。

実は、感染予防という目的であれば、水うがいで十分です。口やのどの乾燥を防いで免疫力アップにつながりますし、水がのどの粘膜に付着した細菌やウイルスを洗い流してくれます。

殺菌消毒効果が強いうがい薬は、病原菌だけでなく口の中にいる有用な菌まで殺してしまうので、咽頭痛が生じます。長期間使用していると、口の中の細菌バランスを崩してしまうことが指摘されているので、頻繁に使用することはおすすめできません。

加えて、うがいの仕方にも注意しましょう。

上を向いて「ガラガラうがい」をすると、喉頭挙上が制限されて、誤嚥しやすく、口腔内の保持も難しくなります。健康な人であればいいのですが、ムセたりセキ込んだりすることが多い、嚥下機能が低下している人は、口を閉じて下を向いて「**ブクブクうがい**」を行いましょう。

水だけでは効果が心配という方は、緑茶でのうがいをおすすめします。緑茶に含まれるカテキンにはカゼなどのウイルスを殺す、強力な殺菌作用があるためです。

また、カゼ予防のためにのど飴《あめ》をなめるという方がいらっしゃいます。のどの潤いを保つという意味では有効で、のどがイガイガしているときに、のど飴をなめると不調は一時的に改善します。

のど飴には、抗炎症作用のあるハッカ成分やハーブ、漢方の成分などが含まれているものもあり、のどの違和感はある程度解消しますが、のど飴で治らないときは耳鼻咽喉科を受診することをおすすめします。

服用している薬で嚥下機能が低下することもある

あまり知られていないのですが、睡眠薬や向精神薬、抗うつ薬といった、精神を落ち着かせるような薬を飲んでいる場合、薬が効きすぎてムセたり、セキ込んだりすることがあります。特に、高齢者では薬が効きすぎて、嚥下機能が低下することが稀に見られます。

精神疾患の患者さんの中には、薬をきちんと服用しないと症状が安定しないので、自殺という最悪の事態を避けるために、薬を処方せざるを得ないという状況もあります。ただ、食べられないほど嚥下機能が低下してしまうことも問題ですから、患者さんの様子を見ながら薬の処方を調整する必要があります。

症例①　薬の副作用で嚥下機能が低下（20代男性）

20代という若い年代での嚥下障害です。

この患者さんは「食べ物が飲み込めない」ことで受診されました。

1年前から食事をするとセキが出て、食事の後半には痰が出てきて、飲み込むことが難しいとのことでした。嚥下障害のわかりやすい症状です。

ところが、受診した別の医療機関では耳鼻科の病気ではないと言われ、胃内視鏡検査でも異常がないと言われ、治療を受けることができなかったのです。

食事が摂れないので体重はみるみる落ち、半年間で20kgも減りました。藁《わら》にもすがる思いで当院を受診されたのでしょう。

問診で既往歴を伺うと、社会不安障害でメンタルクリニックを受診されているとのことだったので、服用している薬を教えてもらいました。症状が安定しているようなので、メンタルクリニックの主治医と連絡をとり、薬の見直しをお願いしました。すぐに対応してくださり、幸い社会不安障害の症状は軽快していたので薬の量を減らすことが可能でした。嚥下機能は正常に戻り、ちゃんと食べられるようになりました。

精神科の薬を服用している場合は、薬による嚥下障害も疑われます。

のどの違和感と逆流性食道炎

のどがチクチクする、酸っぱいものがこみ上げてくることがある、胸がつまるような感じやのどの違和感、慢性的なセキが続く場合には、「逆流性食道炎」が疑われます。

逆流性食道炎は、名前の通り胃の内容物が食道に逆流してしまう病気です。逆流性食道炎になっていると、逆流した胃の内容物や胃酸を誤嚥してしまうことがあるので、気になる症状がある場合は次ページの誤嚥対策をとることをおすすめします。

胃酸を含む内容物がのどから気管に入ると、胃酸がのど・気管・肺の粘膜を刺激して炎症を起こすことがあり、呼吸器にも悪影響をもたらします。逆流性食道炎による誤嚥がきっかけで誤嚥性肺炎を招く危険性もあります。

逆流性食道炎は中高年や高齢者に多いと言われていましたが、最近は20代、30代にも増えています。若いからといって誤嚥や誤嚥性肺炎の心配がないわけではありません。

逆流性食道炎による誤嚥を予防するには

逆流性食道炎による誤嚥は、夜、寝ているときに起こりやすいと言われています。ふつうに仰向けに寝ていても、胃の内容物が食道へと逆流して、のどから気管に入ってしまうのです。寝ているときに酸っぱいものがこみ上げる人は、胃の内容物が逆流しています。寝ているときの逆流を防ぐには、寝る姿勢を工夫しましょう。枕を少し高めにして、上半身を少し起こした状態で寝ることで、逆流しにくくなります。

さらに、食べた直後も逆流しやすいので、横になって休まないようにしましょう。食後1～2時間経つと、胃の内容物は消化されて腸へと送られます。このタイミングであれば逆流が起こりにくいので横になっても大丈夫です。

逆流性食道炎は、「脂身の多い肉など脂質の多い食事」「早食い」「食べすぎ」「不規則な

逆流性食道炎による誤嚥予防の就寝姿勢

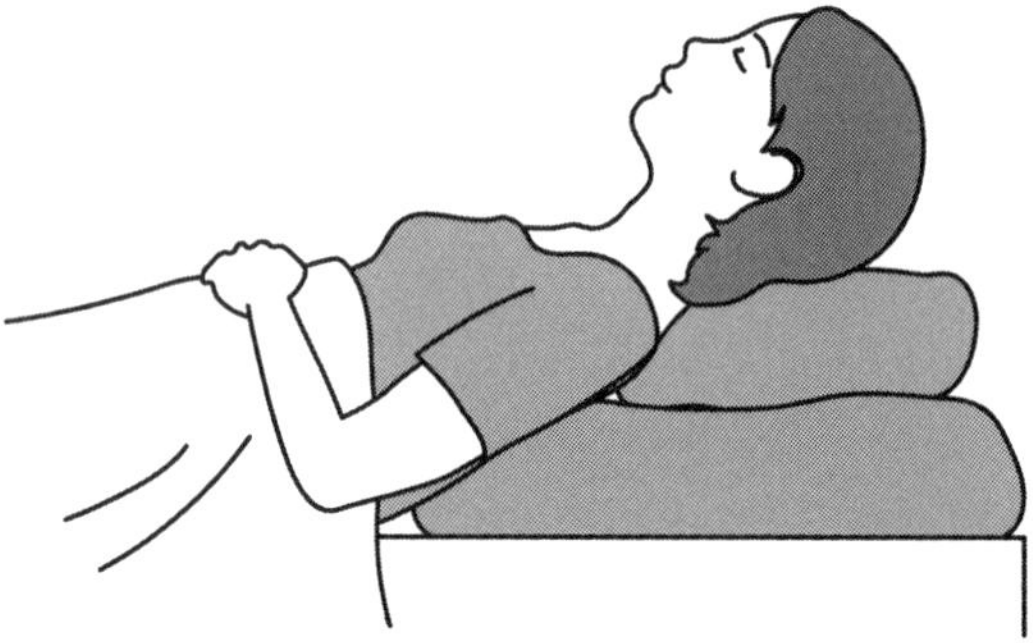

生活」「精神的なストレス」などが要因と言われています。日頃の食生活や生活習慣を見直して、逆流性食道炎の予防・改善を心がけましょう。

症状が続く場合は、消化器内科や胃腸科を受診しましょう。

誤解もある嚥下トレーニング

私が嚥下障害治療をスタートした頃に比べて、嚥下障害に対する医療者や世間の関心は年々高まっています。予防に対する取り組みも広がっていますが、なかには疑問を感じるものもあります。

韓国の世界的に有名な大学病院に1年以上通院していた患者さんのケースでは、嚥下機能の改善のために舌と首のマッサージしか行っていませんでした。嚥下機能の中心はのどです。舌や首をマッサージしても回復するはずがありません。のどや呼吸機能のトレーニング、さらには全身のトレーニングで体力をつけることが不可欠です。間違った指導を1年受けた患者さんの気持ちを思うとやりきれません。

また、日本でも嚥下機能の改善のために、口腔ケア、パタカラ体操（「パ」「タ」「カ」「ラ」と発音して口の周りの筋肉や舌の動きを鍛える）、アイスマッサージ（のどの奥に冷たい刺激を与えて嚥下反射を促す）など、さまざまなケアやトレーニングがすすめられます。

どれもそれなりに必要な治療で、研究データや医学的根拠があるのですが、どの患者さんに対しても「これをすれば大丈夫！」と、いつも同じ治療を行う傾向が見られ、それには疑問があります。

患者さん一人一人の病因に対応した治療法が必要です。**のど筋トレや呼吸筋トレ、食事の工夫は、患者さんやご家族がご自宅でできることです。**嚥下機能が低下したとしても、これらを根気よく続けることで、のどの機能が回復して口から食べられるようになる可能性があるのですから、希望を捨てないでいただきたいです。

飲み込む力と吐き出す力を強化する

飲み込む力を高めるためには、のど周辺の筋肉を鍛える「のど筋トレ」と、誤嚥しそうになったときに吐き出す（ムセる・セキ込む）力をつける「呼吸筋トレ」が有効です。

それぞれ、鍛えるためのトレーニングはたくさんあるのですが、本章で紹介している「のど筋トレ」と「呼吸筋トレ」は、嚥下機能が落ちてしまっている方も無理なくできること、いつでもどこでもできること、この2点を基準に選びました。

ハードなものではありません。大事なのは継続することです。毎日、コツコツ続けることで、若い年代ではのどの機能の低下をゆるやかにすることができますし、すでに嚥下機能が低下している方は改善が期待できます。

【のど筋トレ】↓99～１０６ページ

①嚥下おでこ体操、②あご持ち上げ体操、③のどE体操、④シャキア・トレーニング、⑤ボールつぶし体操

【呼吸筋トレ】↓１０６～１１４ページ

①腹式呼吸、②バンザイ運動、③ペットボトル体操、④口すぼめ呼吸、⑤1分間音読、⑥ハイトーンボイス・カラオケ

飲み込む力を鍛える【のど筋トレ】

のど筋トレはのど周辺を刺激するストレッチや体操を組み合わせています。のどの筋肉、首の筋肉、口、頬、舌など飲み込みに関係する箇所を動かすことで、それぞれの動きがよくなって飲み込む力が総合的に高まり、嚥下運動の改善・維持につながります。

5つの筋トレを紹介していますが、**なかでも特に「嚥下おでこ体操」と「あご持ち上げ体操」は、のど仏を上下に動かす「喉頭挙上筋群」を直接、鍛えるので、毎日続けることで、着実にのどの筋肉が強くなります。**

まだそれほどのどの筋肉が落ちていない方は、効果があるのか疑問に思われるかもしれませんが、だまされたと思って毎日続けてみてください。

70代、80代と高齢期を迎えた頃に、食事をおいしく食べられる力がついていることに気がつくでしょう。すでに嚥下機能が落ちてしまった方は、根気よく続けていくうちに飲み込む力の改善が感じられるはずです。

「のどE体操」は、それだけで行ってもいいのですが、「あご持ち上げ体操」といっしょに行うと効果がより高まります。

「シャキア・トレーニング」はアメリカのシャキア医師が考案した、のどの筋肉を鍛えるトレーニングで、世界各国の医療機関で取り入れられています。嚥下機能の改善には定番のトレーニングですが負荷が大きいので、高齢者にはおすすめしません。

すでに嚥下機能が落ちていてムセやセキ込みが頻繁にある方、液体でムセる方、錠剤の薬が飲み込みにくいといった方は、ここで紹介しているのど筋トレを、毎日やってみてください。難しい場合は、ご自身の体力や生活のサイクルに無理のないタイミングで行いましょう。

【のど筋トレ①】嚥下おでこ体操

おでこに手の平の手首に近い部分（手根部）を当てて、頭を前に倒すようにしながら、おでこと手の平を押し合いっこするようにする体操です。

頭はおへそをのぞき込むようにして下方向へ力を込め、手の平はそれを押し返すように

嚥下おでこ体操

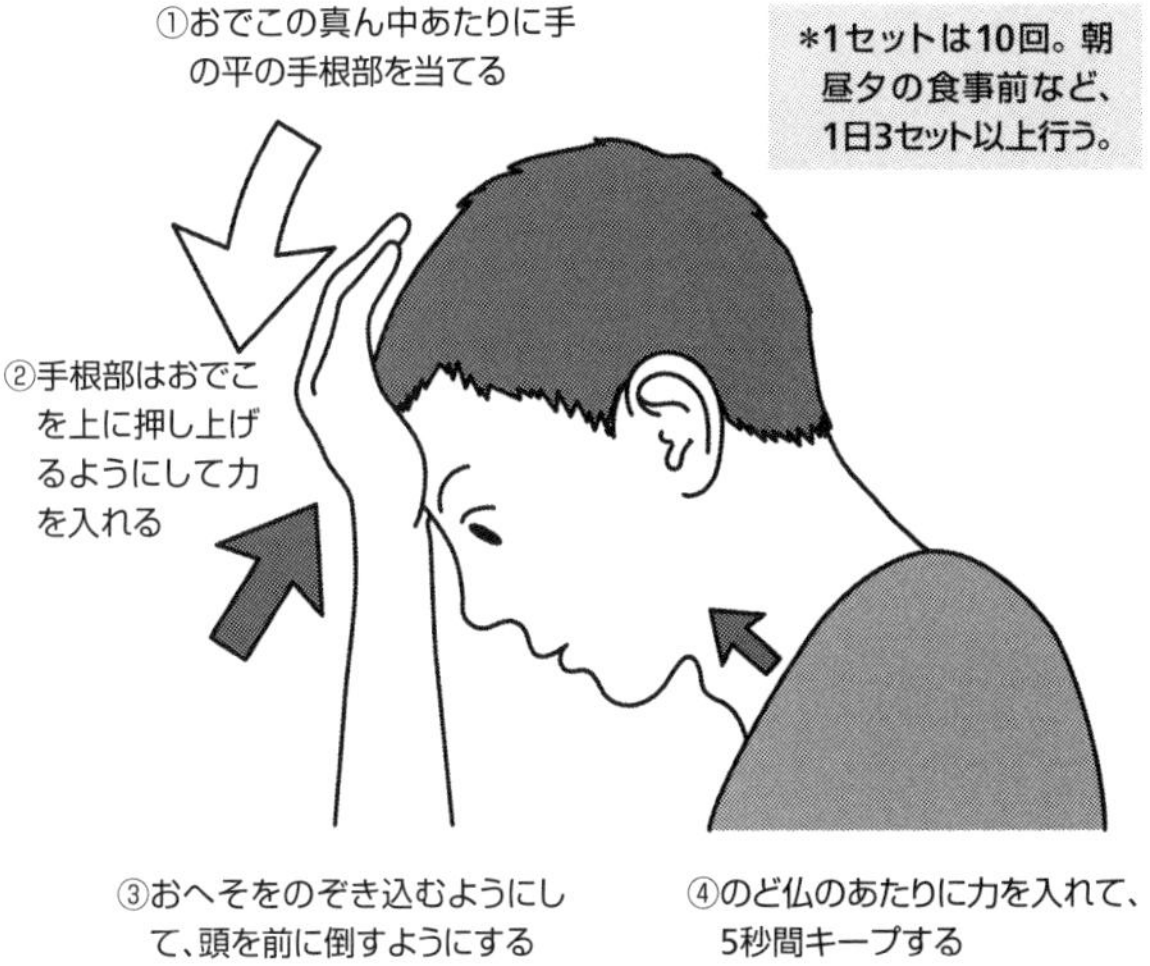

上方向へと力を込めます。

手の平の中心だと力を入れられないので、手の平の手首に近い部分（手根部）をおでこに押し当てて、しっかりと力を入れて押し合いながら5秒ほどキープしましょう。

嚥下おでこ体操は、頭と手の平に力を入れて押し合ったときに、のど仏のあたりに力が入っているはずです。力が入っていない場合は、手の平を当てる部分をずらすなどして、力を入れて押し合うようにしてください。

のど仏のあたりに力が入ることで、喉頭挙上筋群が鍛えられています。

あご持ち上げ体操

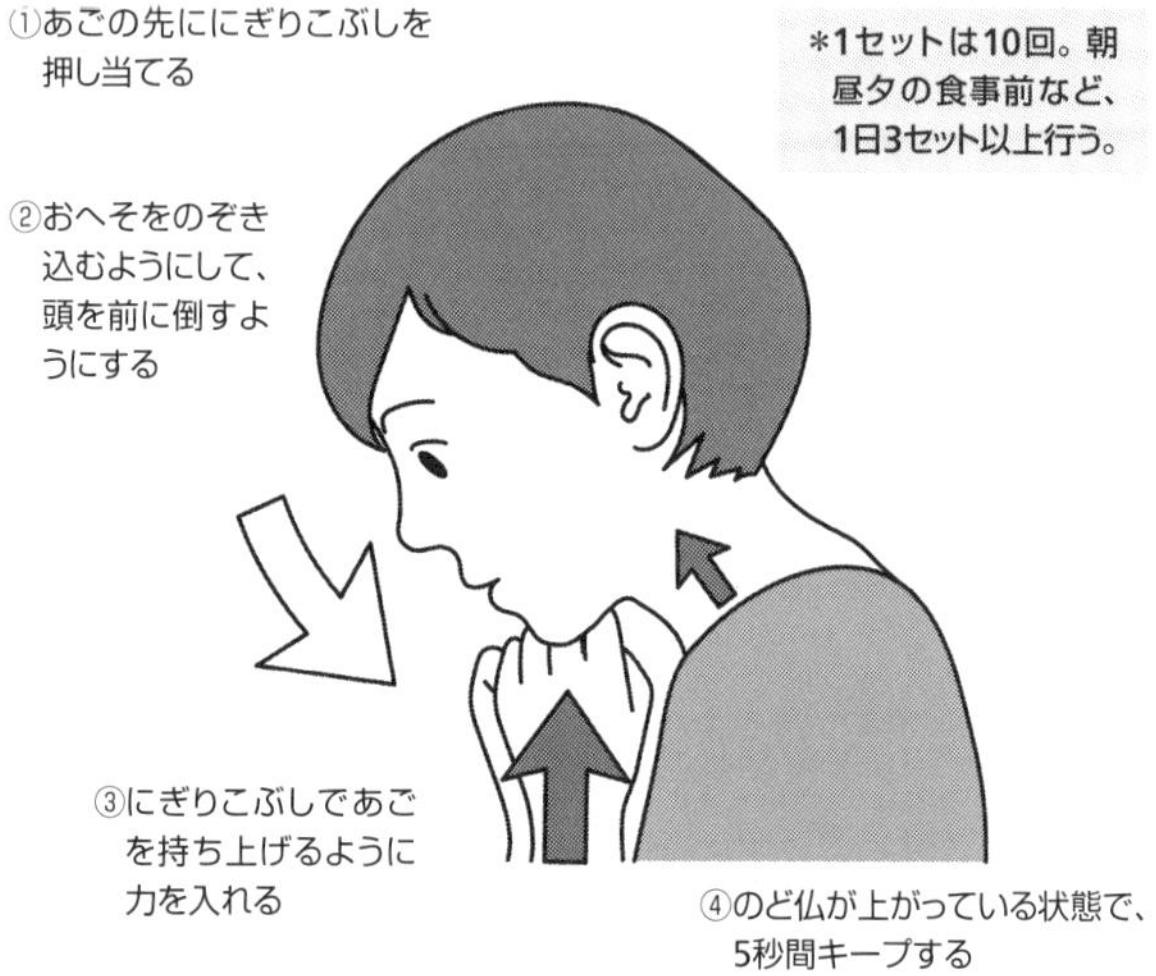

【のど筋トレ②】あご持ち上げ体操

あごの先に両手のグーを当てて、頭を下げながら、にぎりこぶしでぐっとあごを押し上げる体操です。嚥下おでこ体操と同じような動きで、こちらはのど仏の位置を上げた状態でキープすることになります。

次に紹介する「のどE体操」といっしょに行うと効果がアップします。

【のど筋トレ③】のどE体操

アルファベットのEを「イイ〜〜〜」と長く伸ばして発音します。

口を大きく横に広げて開け、歯を食いしばるようにして、のどの筋肉を緊

のどE体操

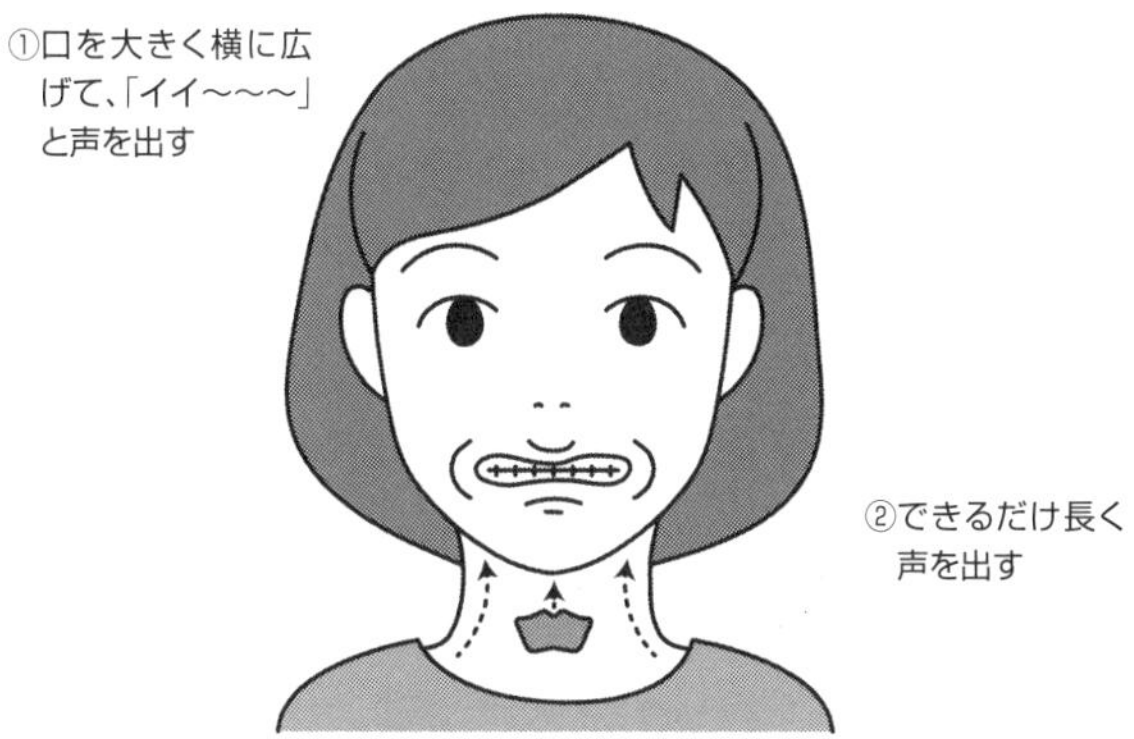

＊1セットは10回。朝昼夕の食事前など1日3セット、もしくは1日1セット行う。

張させながら声を出します。

声を出すのが恥ずかしい場合は、出さなくてもかまいません。ポイントはのど仏の位置が上がっていることです。

声を出してもいいですし、息を吐くようにしてのどを動かせば、声を出さなくてものど仏が上がります。やりやすいほうでやってみてください。

②のあご持ち上げ体操といっしょに行うと、より効果的に鍛えることができます。

飲み込む力をつける以外に、首のシワを薄くする効果や小顔効果も期待できます。

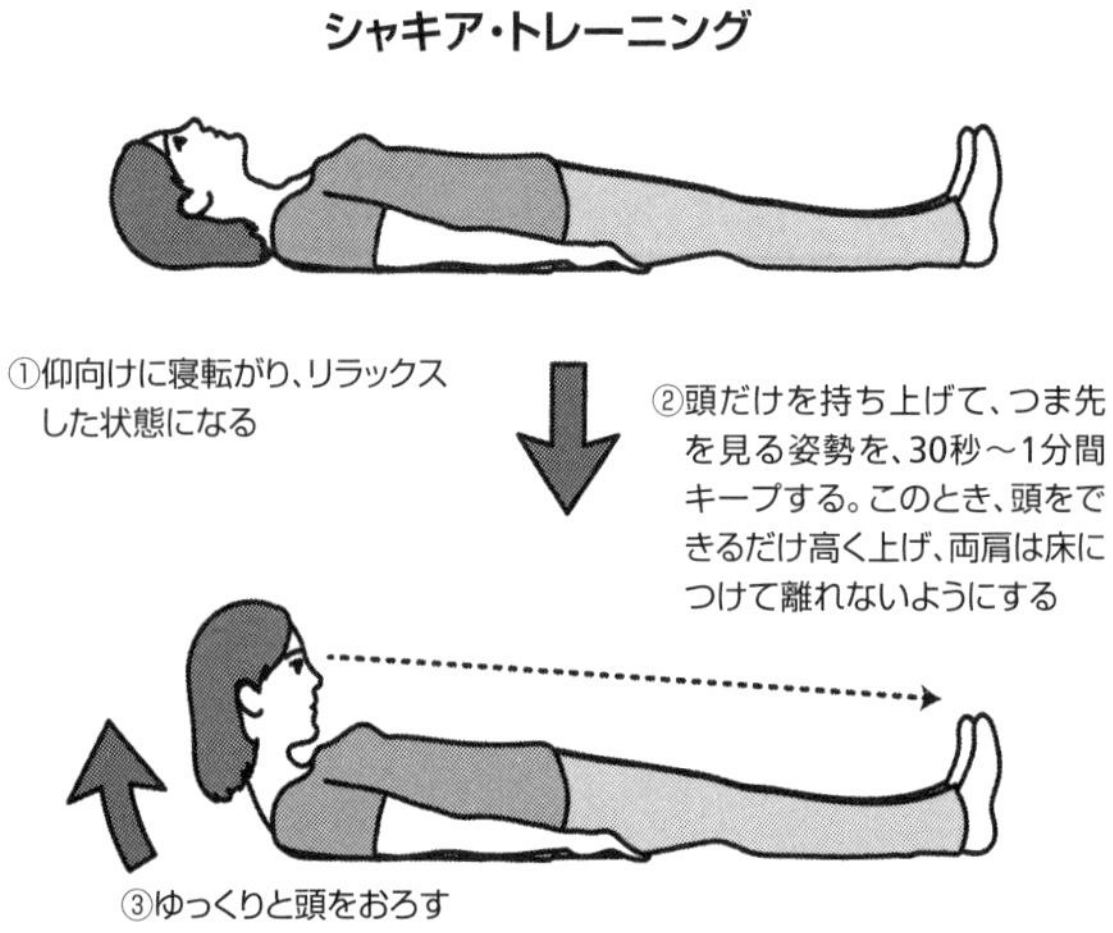

*1セットは5〜10回。1日2〜3セット行う。

【のど筋トレ④】
シャキア・トレーニング

アメリカのシャキア医師が考案した、首やのどの筋肉を鍛えるトレーニングです。

仰向けになって頭を持ち上げるだけなのですが、いざやってみると、30秒、1分という短い間でも、頭を上げ続けているとつらく感じる方もいらっしゃいます。

きつく感じる方は、頭を持ち上げる時間や回数を少なめにして、あまり無理をしないようにしてください。例えば、10秒間を2〜3回行うのでもかまいません。

ボールつぶし体操

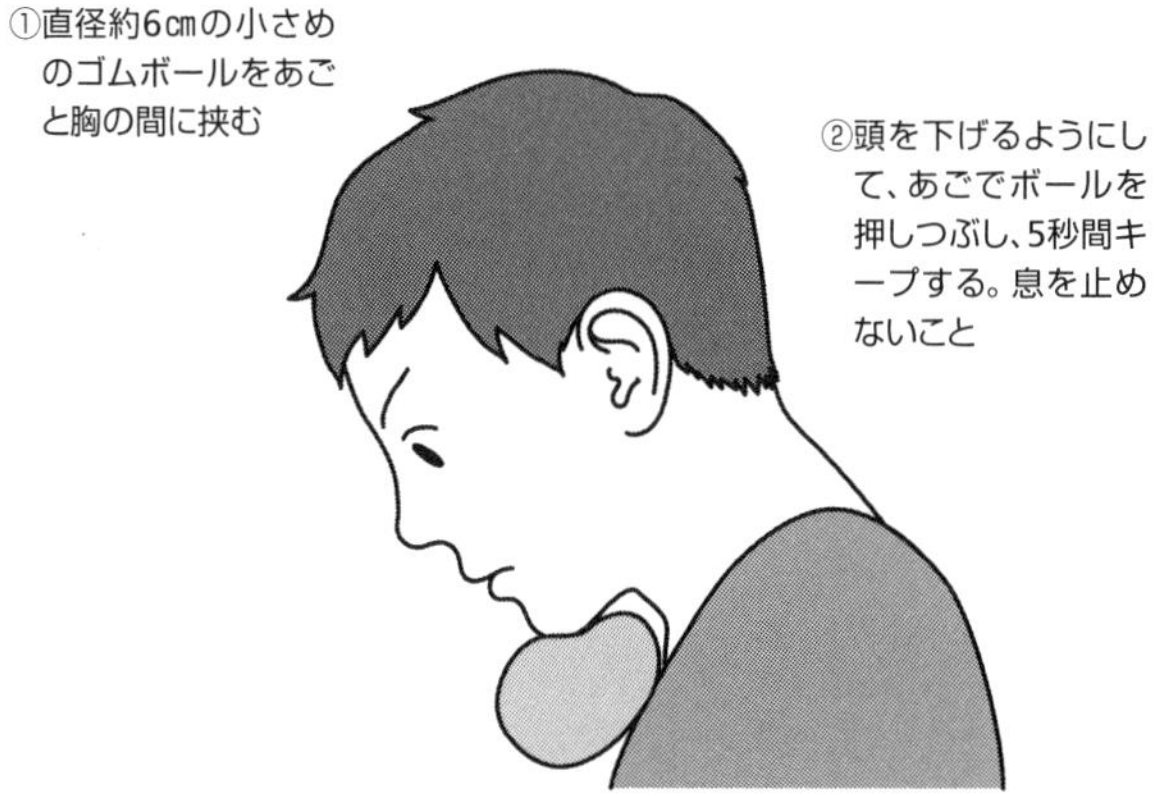

＊1セットは10回。朝昼夕の食事前など、1日3セット以上行う。

慣れてきたら徐々に時間を長くして、回数を増やしていきましょう。

シャキア・トレーニングは、頸椎症《けいついしょう》やむち打ちなど首の疾患がある場合や、高血圧の人には禁忌とされています。当てはまる方は、①〜③ののど筋トレや次に紹介する「ボールつぶし体操」を行いましょう。

【のど筋トレ⑤】ボールつぶし体操

あごと胸の間に小さめのゴムボールを挟んで、頭を下げるようにして、あごで軽くボールをつぶします。

ボールをつぶすときの姿勢は、飲み込むときのうなずく姿勢に似ています。

ポイントは、ボールがつぶれるようにあごに力を入れることと、息を止めないことです。ゆっくりと息をしながら、5秒間ボールをつぶしましょう。

吐き出す力をつける【呼吸筋トレ】

飲み込む力といっしょに鍛えたいのが、誤嚥しそうになったときにセキをする「吐き出す力」です。吐き出す力をつけるには、呼吸筋を鍛えましょう。呼吸筋が強くなると、横隔膜が大きく動くようになり、肺が大きく膨らんで肺活量も高まります。

てっとり早く呼吸筋を鍛える基本は、呼吸を意識することです。

腹式呼吸は横隔膜を大きく動かすので、おなかが動き便秘改善にも効果的な呼吸法です。

ここで紹介しているものは、すべて息を吐いたり、声を出したりすることで呼吸筋が鍛えられるトレーニングです。やりやすくて効果的なものをピックアップしました。ぜひ、毎日どれかひとつでいいので行ってみてください。

【呼吸筋トレ①】腹式呼吸

まず腹式呼吸を意識して行いましょう。

それだけで胸郭《きょうかく》や横隔膜が大きく動き、呼吸筋が鍛えられます。呼吸筋や肺活量の強化に役立ち、吐き出す力が強くなりますが、ほかにもいろいろな健康効果がついてきます。

例えば、猫背ぎみで姿勢が悪い人が増えていますが、その姿勢で呼吸していると浅い呼吸になってしまって、新鮮な空気を効率よく取り込むことができず、呼吸回数が増えてしまいます。浅い呼吸が続くと、胸郭を大きく動かさなくなり、呼吸筋が衰えてしまうことになります。

また、浅い呼吸だと取り込める酸素の量が減ってしまうため、疲れやすい、冷え症、便秘といった不調に陥りやすくなります。

腹式呼吸を意識して行うと、酸素を効率よく取り込めることになり、こうした不調の改善につながります。

腹式呼吸

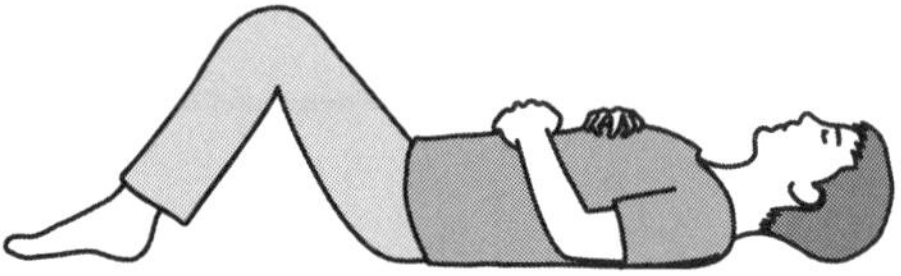

①仰向けに寝転がり、ひざを軽く立てて、手を胸とおなかに置く

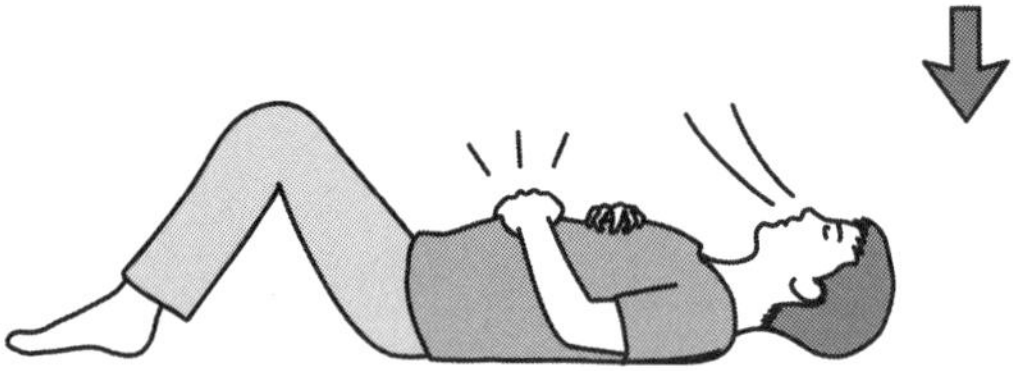

②鼻からゆっくりと息を吸い込み、おなかが膨らむのを手で確認する

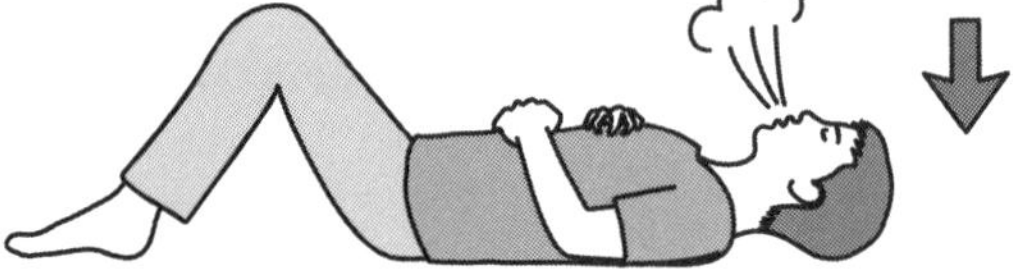

③おなかの力をぬいて、口をすぼめゆっくりと5秒ほどかけて
おなかをへこませながら息を吐き切る

＊1セット5〜10回を3セット行う。

バンザイ運動

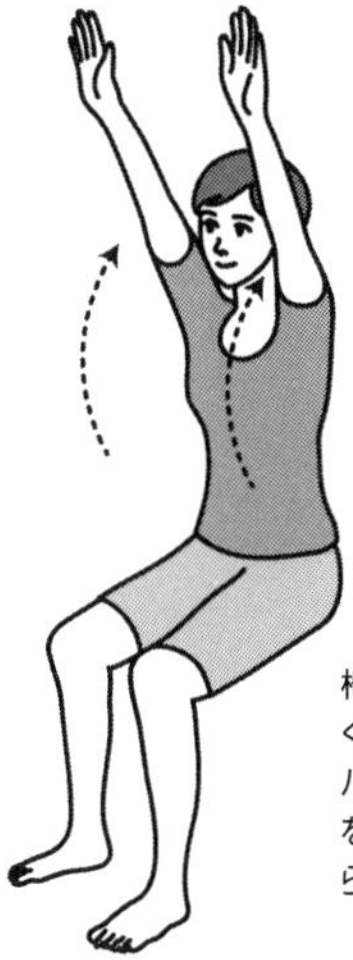

椅子に座って、両手をゆっくり上げて息を吸いながらバンザイする。ひじと脇腹を伸ばして、息を吐きながら手を下ろす。

【呼吸筋トレ②】バンザイ運動

バンザイ運動は、一見単純そうですが、胸郭の可動域を広げ頸部の伸展にも効果的です。

【呼吸筋トレ③】ペットボトル体操

空になったペットボトルの容器を使ったトレーニングです。肺活量を鍛えることができます。やり方は簡単で、ペットボトルを口にくわえて、まずは息を吸ってペットボトルをぺしゃんこになるまでへこませます。ぺしゃんこになったら、今度は思い切り息を吐いて、ペットボトルがパンパンになるまで膨らませます。

ペットボトル体操

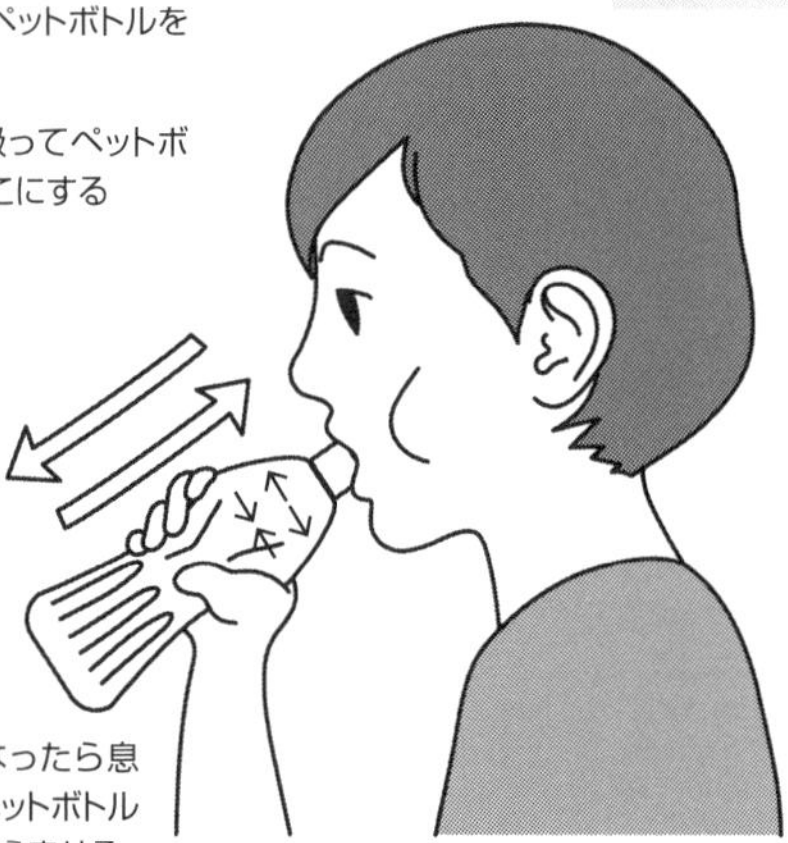

ペットボトルの大きさは、自分の肺活量に合ったものを選びましょう。

最初は手でつぶせるやわらかい500mlのペットボトルから始めて、もの足りなくなってきたら、少しだけかための材質のペットボトルに替えてみましょう。

もっと慣れたら、やわらかい1ℓのペットボトル、その次はかたい1ℓのペットボトル……と徐々にペットボトルの容量を大きくしていきます。もっともハードルが高いのは、材質がかたい1・5～2ℓのペットボトルです。

これを楽々とへこませることができるようになったら、あなたの肺活量はか

口すぼめ呼吸

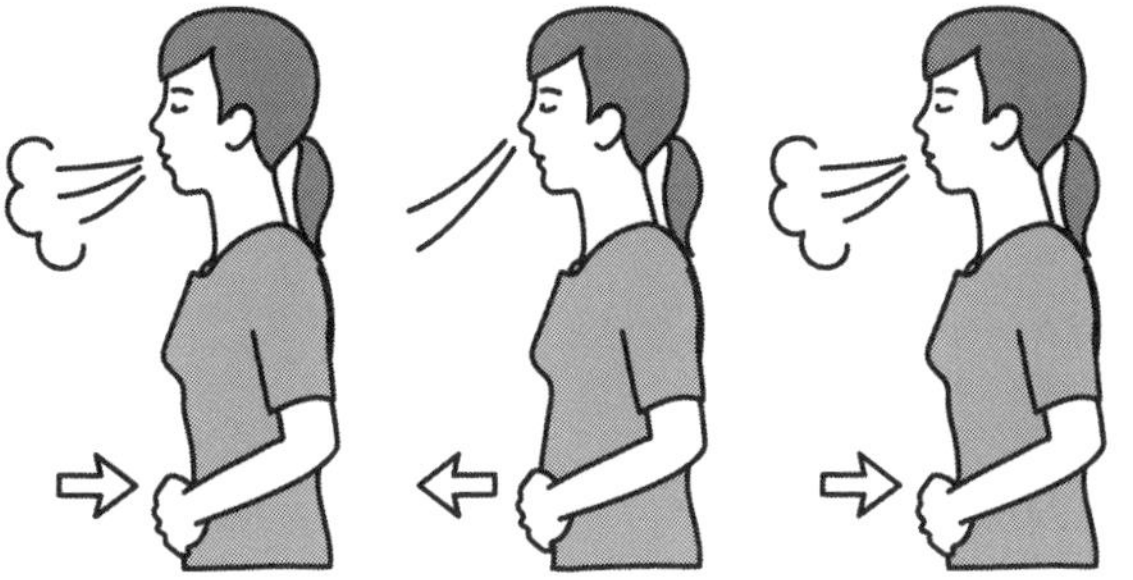

①軽く口をすぼめて肺の中の空気を出し切るイメージで吐き切る。おなかは徐々にへこんでいく

②息をおなかに入れるイメージで鼻から吸う。おなかが膨らんでいればOK

③吐く時間は息を吸う時間の2倍くらいのイメージで、口をすぼめゆっくりと息を吐く

*最初はおなかに手を当て、おなかの動きを確認しながら呼吸を行う。

なりアップしていることでしょう。

血圧が高い人は主治医に相談のうえ行ってください。

【呼吸筋トレ④】口すぼめ呼吸

呼吸筋が衰えていて肺活量が低下している場合、ペットボトル体操がうまくできないケースもあります。その場合は、口すぼめ呼吸を行いましょう。

口すぼめ呼吸は深い呼吸を身につけるための定番トレーニングです。

ふだんから腹式呼吸を心がければ、それだけ肺機能は高まります。

例えば、通勤途中で電車を待っている間、仕事の休憩時間、夜寝る前や朝起きたときなど、自分のライフスタイルに合わせて取り入れましょう。深い呼吸を行うと心身ともにすっきりするので、仕事中のリフレッシュにもおすすめです。

【呼吸筋トレ⑤】1分間音読

声を出すときには、肺から息を出して声帯を震わせているので、息を吐くときと同じ動きをしています。

すでに述べましたが、飲み込む機能と声を出す機能は、ほぼ同じ器官を使っています。声を出すだけ、例えば1分間音読するだけで、のど周辺の筋肉を鍛えることができますし、④の口すぼめ呼吸と同じ効果が期待できることになります。

ふだんから声に出して読む習慣をつけることで、吐き出す力をアップさせることができます。

時間に余裕があれば、食事前に1分間の音読をおすすめします。1日3分の音読を続けることで、のどと肺の機能がアップします。

音読するものはなんでもかまいません。天声人語など新聞の社説は音読するのにちょうどいい分量でおすすめです。

【呼吸筋トレ⑥】ハイトーンボイス・カラオケ

カラオケは楽しみながら飲み込む力と吐き出す力を強化することができる、一石二鳥のトレーニングです。ふだん、大きな声を出す機会はあまりありませんが、カラオケは「大きな声で歌うこと」が目的です。

おなかの底から声を出して歌えば、声門が震えるのといっしょにのど仏も上下しますし、自然と息を深く吸ったり吐いたりすることになるので、呼吸や肺の機能を鍛えることができます。

そして、歌い方のちょっとしたコツでその効果をさらに高めることができます。

そのコツとは「高い声を出して歌うこと」です。

のど仏に手を当てて、声を出してみてください。のど仏は、低い声を出すときには下がり、高い声を出すときには上がります。高い声で歌うことで、下がっているのど仏の位置を上げることになり、喉頭挙上筋群を鍛えることができるのです。のどを鍛えるには高い声で歌うこと、つまり「ハイトーンボイス・カラオケ」が何よりおすすめです。

また、大きな声を出すので、肺活量も鍛えられます。吐き出す力もつけることができます。

ただ、楽しいからといって、あまり張り切りすぎないようにしましょう。毎日歌うなどしてのどを酷使していると、のどを痛めたり、ポリープができたりする心配もあります。やりすぎは禁物で、ほどほどに楽しむようにしてください。

高い声を出す曲であればなんでもいいのですが、左記は私が患者さんにおすすめする曲です。

（初級）『少年時代』井上陽水／『春よ、来い』松任谷由実
（中級）『愛のメモリー』松崎しげる／『CAN YOU CELEBRATE?』安室奈美恵
（上級）『大都会』クリスタルキング／『Forever Love』X JAPAN

もちろん、ご自身の好きな曲であればなんでもかまいません。

症例② 風邪薬で治らない、2年間も続いたセキと痰（70代男性）

この患者さんは誤嚥でありがちな症例です。

セキと痰が続いたため、医療機関を受診されたのですが治らず、市販のカゼ薬を飲んでいました。錠剤が飲みにくいと感じながらも2年間も薬を飲み続けていらっしゃったのです。症状が変わらず、食事量が変わらないのにやせてきたとのことで、私の病院を受診されました。

嚥下内視鏡検査を行ったところ、軽度の嚥下機能低下と、食物誤嚥による気管支炎が確認されました。セキ、痰ともに誤嚥が原因ですから、カゼ薬が効くはずもありません。

軽くおじぎをして意識して飲み込むことや嚥下おでこ体操などの嚥下指導を行ったところ、3か月ほどで嚥下機能が回復してセキと痰が消失しました。2年間飲み続けていたカゼ薬は不要になったのです。飲み込む力が回復して錠剤も飲みやすくなり、体重も増えました。70代でも嚥下機能は十分に回復するという、とてもわかりやすい例です。

症例③　食事でのムセが1年半続く（60代男性）

脳梗塞の既往歴があり、食事でムセる、錠剤が飲めないなどの嚥下障害が見られました。別の医療機関でアイスマッサージ、パタカラ体操、お口の体操などの指導を受けていたのですが、1年半経過しても効果を感じられず、私の病院を受診されました。

当院で、嚥下おでこ体操、あご持ち上げ体操など、のど筋トレを行ってもらい、吹き戻し笛（お祭りの屋台などで売られているおもちゃ。プーッと吹くと丸まった先端部分に空気が入って棒状になる）で息を吹く呼吸筋トレをお願いしました。

効果はすぐに現れ、トレーニングを始めてから3か月後にはムセることがなくなり、嚥下機能が回復し、液体の誤嚥が消失し、錠剤も飲めるようになったのです。

飲み込む力が低下しているときは、喉頭挙上筋群や呼吸筋を鍛えることが重要です。適切なトレーニングを行っていないと嚥下機能は回復しません。嚥下の専門医がいる医療施設での受診をおすすめするのは、適切な嚥下指導を受ける近道だからです。

第4章　誤嚥を防いで長生きする食べ方

２０２０年8月30日に、歌手の加山雄三さんが水を飲んでムセたあとに激しく嘔吐《おうと》し、夜間急病センターを受診し、緊急入院されたことがニュースになりました。

これは珍しいことではありません。誤嚥はふだんの食事でいつでも起こり得ます。そして特に誤嚥しやすいのが液体なのです。

誤嚥はちょっとしたきっかけで命の危険を伴うことがあります。ただ、食事の内容を見直したり、のど筋トレや呼吸筋トレを行ったりすることで、のどの機能が回復すれば、以前よりもいい状態にすることも可能です。

本章では誤嚥しにくい食べ方を紹介していきます。

危険が潜む日常の食事

危険1　食事のひと口目はみそ汁から

誤嚥しやすいメニューの代表は液体全般です。サラサラした液体は、のどを通過する速度が速いので誤嚥しやすいのです。

食事でまずみそ汁やスープに手を伸ばす人がいますが、液体と固形物をいっしょに飲み込むと誤嚥のリスクが非常に高くなります。

みそ汁は豆腐やわかめなどの具（固形物）と汁（液体）、ラーメンは麺（固形物）とスープ（液体）といったような固形物と液体で構成されている料理のことを、嚥下の専門家は「二相性食品」と呼びます。「液体相」と「固体相」という、まったく形態が異なる「相」で構成されているので「**二相性**」と呼ばれます。二相性食品の誤嚥リスクが高まるのは、液体への対応と固形物への対応を同時に進めるため、嚥下が複雑になり、飲み込むときに混乱を招きやすいからです。

みそ汁を飲むときには、お箸で具を口の中に入れて、汁をすすります。すると、口の中には汁と豆腐、わかめという、食感の違う食べ物が存在します。液体はのどの奥にさっと流れますが、豆腐やわかめはよく噛んでから飲み込もうとします。

飲み込む動作と噛む動作を同時に行うことになるので、具材を噛んでいる途中に液体が流れ落ちて気管に入ってしまうなど、飲み込む動作のタイミングや反応が微妙にずれて、誤嚥しやすくなるのです。みそ汁を飲むときは、下を向いて少量ずつ汁を飲みながら、具は別にして食べましょう。

危険2　麺類

ラーメンやうどんなどの麺類は、二相性食品であるうえに、「すする」という動作でさらに誤嚥しやすくなります。麺類を食べるときに、麺をすすりながらスープを飲んでいませんか。この動作は、食べるときに息を吸うのと同じ、つまり、鼻づまりの人が食事をしているのと同じ状態なので、呼吸が苦しくなって誤嚥しやすくなります。

危険3　アルコール

お酒は嚥下に関わる神経を鈍らせてしまうので、深酒をすると酔ってうまく飲み込めなくなる危険性があります。実際、お酒好きな患者さんは、晩酌をしているときに酔いが回るとムセ始める傾向が見られます。

酔えば酔うほど神経の反応が鈍くなっていきます。

ほかにも、熱すぎる食べ物や発泡（炭酸）刺激の強い清涼飲料水も、過剰に摂るとのどの粘膜に負担を与えます。のどの機能を低下させないために、ほどほどに楽しむようにしましょう。

危険4　繊維や筋のある野菜

春菊やにら、白菜、長ねぎ、三つ葉、えのきたけ、しらたき、長ひじき、かんぴょう、ぜんまいなど、細長くて食物繊維が多い食材は、のどにひっかかりやすく、誤嚥しやすいので注意しましょう。

これらはよく嚙んでやわらかくしてから飲み込むことで、誤嚥のリスクを低下させることができます。調理のときに2〜3cmに切っておくのもポイントです。

いか、たこ、貝類など、嚙み切りにくいものもよく嚙んでから飲み込むようにしましょう。なかなか嚙めないので、やわらかくなる前に飲み込んでしまうことがありますが、丸呑みは危険です。食べていて「嚙み切れない」と感じたときには、吐き出しましょう。行儀が悪いかもしれませんが、のどをつまらせたり、誤嚥したりするよりはいいと思います。

危険5　嚙んだときに水分が出るもの

ミニトマトやぶどうなどのジューシーな野菜や果物、高野豆腐、がんもどき、小籠包《ショウロンポウ》、餃子《ギョウザ》など、嚙んだときに中から水分がピュッと出てくる食材は誤嚥リスクが高いので、食べるときに注意しましょう。

食べる前に半分に切るなどして汁を出して、中身が飛び出ないようにしておくのもいいでしょう。

危険6　酢のもの・激辛料理

酢の物やマリネ、香辛料が効いたカレーなどを食べたとき、ゴホゴホとムセた経験があるのではないでしょうか。

酢を使った食べ物や激辛料理にも注意しましょう。酢に含まれる酢酸は揮発性が高く、喉頭内で揮発（蒸発・気化）するとのどの粘膜を刺激して、反射的にムセてしまいます。

特に、ところてん、冷やし中華など、酢や辛子が入った「すすって食べるメニュー」はすすったときに酢が気管に入りやすく、よりムセやすいので要注意です。

これらのメニューを食べるときには、口の中で酢や辛味が揮発するように、しっかり噛んでから食べることで誤嚥予防になります。

ムセやすく、つまりやすい「サ・モ・ベ・ポ・ペ・パ」

ムセやすく、のどにつまりやすい食べ物を覚えてもらうために、「サ・モ・ベ・ポ・ペ・

パ」と頭文字でまとめました。これを覚えておいて、これらを食べるときには、誤嚥しないよう注意する、嚥下機能が低下しているときには食べ方を工夫するなどして、誤嚥対策をしましょう。

サラサラ（ムセやすい）↓水、お茶、ジュース、コーヒー、みそ汁、スープなど

モチモチ（つまりやすい）↓もち、だんご、おはぎ、もち米、おこわ、赤飯、大福など

ベタベタ（くっつきやすい）↓ミキサーで攪拌したおかゆなど

ポロポロ（ばらけやすい）↓ごはん粒、そぼろ、とうもろこしの粒、シリアル、みじん切りの野菜など

ペラペラ（貼り付きやすい）↓板のり、わかめ、かまぼこなど

パサパサ（ぱさつきやすい）↓パン、カステラ、ビスケット、ウエハース、焼き芋など

飲み込みやすい・飲み込みにくいメニューを覚えておこう

もっと具体的に知りたい方のために、飲み込みやすさランキングをまとめてみました。

外食時にメニューを選ぶときや、献立を考えるときの参考にしてください。

【主食編】

	Good　飲み込みやすい	Bad　飲み込みにくい
第1位	全粥	焼もち、雑煮 （いそべ焼きは特に注意）
第2位	卵かけごはん、トロロごはん （少量ずつ口の中に入れる）	ロールパン、フランスパン （口の中がパサパサしてまとまりにくい）
第3位	フレンチトースト	お茶漬け

【汁物・スープ編】

	Good　飲み込みやすい	Bad　飲み込みにくい
第1位	ポタージュ （クルトン抜き）	わかめ、三つ葉のみそ汁 （わかめが口の中やのどにくっつきやすい）
第2位	かき玉汁 （とろみが出る）	おふ、かいわれ菜のみそ汁 （おふを嚙んだときに水分が出て誤嚥しやすい）
第3位	豚汁、けんちん汁 （とろみがある。具材の形状に注意）	なめこのみそ汁 （なめこがつるんと気管に入ると危険）

【揚げ物・惣菜編】

	Good　飲み込みやすい	Bad　飲み込みにくい
第1位	かにクリームコロッケ （適度なやわらかさでとろみがある）	いかフライ （いかが嚙み切りにくく、衣がはがれやすい）
第2位	ポテトコロッケ （口の中でまとまりやすい）	えびフライ （衣がはがれやすく咀嚼しにくい）
第3位	メンチカツ （口の中でほぐれやすいのでやや注意）	トンカツ （肉がかたいと嚙みにくく、衣がはがれやすい）

【丼もの編】

	Good　飲み込みやすい	Bad　飲み込みにくい
第1位	ねぎとろ丼 （やわらかくてとろみがある）	ソースカツ丼 （カツの下のキャベツに要注意）
第2位	卵丼 （卵でとじているのが大きなプラスポイント）	鶏そぼろ丼 （具がポロポロしていて飲み込みにくい）
第3位	麻婆丼 （とろみがありまとまりやすい。山椒は控えめに。ひき肉に注意）	深川丼 （大量のつゆが危険）
第4位	中華丼 （あんでまとまりやすい。具材は小さめに）	海鮮丼 （いか、えび、たこ、のり、大葉が危険）

【居酒屋つまみ編】

	Good　飲み込みやすい	Bad　飲み込みにくい
第1位	なめろう、マグロの山かけ （アブラがのってやわらかいものがよい）	うずらの卵、ミニトマト
第2位	麻婆豆腐 （やわらかくて口の中でまとまりやすい）	小えびの唐揚げ （こまかい足が誤嚥しやすい）
第3位	グラタン	子持ちししゃも
第4位	ポテトサラダ	コーンバター （ポロポロしていて飲み込みにくい）
番外編	鶏つくね、めかぶ	枝豆、いそべ揚げ、ひじき

意外なものが飲み込みやすかったり、逆に飲み込みにくかったりしたかもしれません。これはあくまでも目安です。ご自身が誤嚥しやすいと感じたものは、食べるときに注意したり、のどの調子が悪いときには控えるなど、工夫しましょう。

症例④　好物なら誤嚥しない!?（80代女性）

この患者さんは新型コロナの感染が怖くて外出を控え、独居のために話をすることはほとんどなく半年過ごしたら、食事がのどを通らなくなったそうです。

詳しく話を聞くと、好物の横浜馬車道にある某トンカツ屋さんのトンカツとシジミのみそ汁はムセずにのどを通るそうです。この方の『好物は誤嚥しない』ことの理由を考えてみると、食べ方に秘密があると気付きました。

この店のトンカツは、肉がやわらかく口の中でホロホロと崩れ、ソースはドロッとした絶品です。彼女はソースを大量にかけて、味わいながら意識してゴックンと飲み込んでいるそうです。またみそ汁も熱々なので下を向いて少量ずつ飲み、具のシジミも別々に食べているので、このトンカツとみそ汁は誤嚥しにくいのだと予測しました。

あんかけにすると誤嚥しにくい

料理の状態によって飲み込みやすいものと飲み込みにくいものがあります。飲み込みやすいかどうかの基準になるのが、次の3点です。

①やわらかい（スプーンや指でつぶせる）
②まとまりがある（凝集性がある、パサパサせず、しっとりしている）
③ベタベタしない（付着性が低い、つるりんとしている）

この条件にぴったりなのが、「とろみのあるメニュー」です。
とろみがついていると、まとまりやすく、ゆっくり変形しながら、くっつかずにのどを通過するので、飲み込みに不安がある人にはぴったりのメニューになります。

ムセの多い高齢者などにおすすめする食事補助剤のひとつに、**とろみ剤（増粘剤）**があります。これを食べ物や飲み物に加えることで適度なとろみがつき、飲み込みやすくすることができます。片栗粉でとろみをつけると、冷めたときに水っぽくなるのでとろみ剤を使用するのがおすすめです。

ただ、とろみをつけすぎると付着性が増しておもちと同じような状態になります。そうなると、ベタベタしすぎてのどを通らなくなって、逆に窒息事故を招きやすいので危険です。つけるのは「適度なとろみ」と覚えておきましょう。

適度なとろみのいい目安になるのが、中華料理のあんかけです。

酢豚やエビチリ、天津飯、あんかけチャーハン、あんかけ焼きそばなど、中華料理にはとろみのある「あん」を使ったものがいろいろあります。パラパラチャーハンやパリパリ焼きそばはムセやすいメニューの代表ですが、あんかけになると、飲み込みやすいメニューに変身します。

とろみをつけることは、誤嚥対策の「万能のひと手間」と言っていいくらいです。まずは飲み込みやすいメニューの代表が「あんかけ」であることを覚えておきましょう。

卵かけごはんは誤嚥を減らす最強メニュー

私が飲み込みやすい最強メニューと絶賛しているのが卵かけごはんです。

最近は、卵かけごはんを略して「ＴＫＧ」と呼ぶ愛好家もいるほど、はやっていますね。卵かけごはん専門店や卵かけごはんだけを紹介したレシピ本などもあります。

ごはん粒はパラパラしていて、水分も少なくまとまりにくいため、高齢者にとっては飲み込みにくいメニューに分類されますが、ごはんに生卵をかけるだけで、適度なとろみが加わります。まとまりやすくなって、のどをゆっくり落ちるので、とても飲み込みやすくなり、食感が大変身します。

ちなみに、生卵1個（60ｇ・可食部約50ｇ）には、たんぱく質６・３ｇ、脂質５・３ｇ、カルシウム26㎎、マグネシウム６㎎、ビタミン$B_2$０・２２㎎、ビタミンＤ０・９μg、ビタミンＥ０・６㎎、鉄０・９㎎など、現代人に不足しがちな栄養素も含まれています。ひよこが育つための栄養がぎゅっとつまっているのですから、栄養バランスがいいのは当然のことかもしれません。

さらに、脳の老化を予防し、アルツハイマー病の予防にも役立つと言われているコリン（レシチン）も含まれています。コリンには血圧を安定させる作用もあると言われているので、生活習慣病の予防にも役立ちます。

かつてはコレステロールに対する心配から食べすぎないように言われていた卵ですが、

最近の研究で、毎日1～2個食べてもコレステロールを上昇させる心配がないことがわかっています。すでにコレステロールが高い場合は別ですが、健康な人であれば毎日食べてもまったく問題ありません。

炊きたて熱々のごはんに生卵をかけて混ぜるだけでできあがりますし、かつおぶし、たらこ、こまかく刻んだキムチや塩から、梅肉、バターなどをトッピングすれば、味付けのバリエーションが楽しめるのも魅力です。

最近、マヨネーズやドレッシングなどを販売しているキユーピーが、かけるだけで卵かけごはんのような味わいや食感になる「ジャネフ ワンステップミール ごはんにあうソース」という調味料を発売しています（インターネットなどで入手可能）。たまご、うに、明太《めんたい》の３つの風味があり、ごはんにかけるだけでまとまりやすくなり、風味がつくうえに、カロリーも増やす優れものです。

ちなみに、ごはんよりもパンが好きという方には、食パンを卵液に浸して焼く「フレンチトースト」がおすすめです。

ほかにも、半熟卵、温泉卵、卵豆腐、ポーチドエッグ、半熟のスクランブルエッグなども飲み込みやすいメニューの代表です。逆に、かたゆでの卵やかたく炒ったスクランブルエッグは、ボソボソしてまとまりにくいので飲み込みにくいメニューになります。生か半熟くらいの調理法がおすすめです。

マヨネーズやとろけるチーズを活用しよう

もうひとつ、ちょい足しすることで適度なとろみをつけることができるのが、マヨネーズととろけるチーズです。私は卵とこのふたつを合わせて、「ちょいとろ3兄弟」と名付けているくらいです。

マヨネーズは料理にかけるだけで、とろっとしてまとまりやすくなります。ブロッコリーやカリフラワー、かたゆでの卵などはマヨネーズで和えると、タルタルソースのようなとろみがついて飲み込みやすくなります。

とろけるチーズはばらけやすい挽き肉料理や魚料理、野菜、ピラフ、ドリア、牛丼などにトッピングすると、まとまりやすくなります。相性のよさそうな料理にのせて、ホイル焼きやレンジでチンしましょう。加熱しすぎるとかたくなって、かえって飲み込みにくくなるので、適度に温めるくらいがおすすめです。

飲むヨーグルト、甘酒、スムージーなどもおすすめ

ちょいとろ3兄弟のほかにも、料理にとろみを加えて飲み込みやすくしてくれるものがいくつかあります。代表的なものを紹介します。

■ヨーグルト

手軽にとろみをつけることができて、質のよいタンパク質やカルシウムを摂ることができるうえ、腸内環境を整える乳酸菌も豊富です。和食との相性はいまひとつですが、サラダや和え物などに活用することができます。もちろん、そのまま食べてもＯＫです。

■アボカド

適度なぬめりがあり、食感がやわらかいので、飲み込みやすい食材です。栄養バランスもよく、質のよい脂質や脂溶性ビタミンが豊富。サラダに加えてもいいですし、ソースにも活用できます。

■絹ごし豆腐

健康食材として毎日食べてもいいくらいの豆腐は、木綿よりも絹ごしのほうが飲み込みやすいのでおすすめです。冷《ひ》や奴《やっこ》、湯豆腐、白和え、豆腐ハンバーグなどは、どれもまと

まりやすく、飲み込みやすいメニュー。植物の中では唯一タンパク質が豊富な大豆の加工品ですし、積極的に活用しましょう。

■バナナ

やわらかくねっとりしているバナナは、口の中で飲み込みやすい形状にまとまります。栄養価も高く、腹持ちがいいことも魅力です。そのまま食べてもいいですし、ヨーグルトや野菜、果物といっしょにミキサーで攪拌して、スムージーにするのもおすすめです。スムージーは飲み込みやすく、栄養バランスもすぐれているので、朝食やおやつにいかがでしょうか。また、焼きバナナなど、加熱することでオリゴ糖が増え、腸内環境の改善により役立ちます。

■長いも

長いもをすりおろしたとろろは、ちょうどいい粘り気ととろみがあります。ごはんにかけるだけでなく、ハンバーグの種やお好み焼きの種に混ぜ込むと、まとまりがよくなって飲み込みやすくなります。かぶれる人もいるので、そのような場合は控えましょう。

■モロヘイヤ

こまかく刻むほどに粘りが増すモロヘイヤは、栄養価が高く、クセがないので、とろみを加えたいときにおすすめの食材です。こまかく刻んだものをみそ汁やスープに入れたり、和え物にしたり、チヂミに混ぜたり、いろいろ活用してみてください。

番外編ですが、中華料理でいうと、横浜にある萬珍樓工房萬珍食品では、高齢者が誤嚥しにくいやわらか肉焼売、やわらかえび焼売、大根餅が開発されています。

甘い物がお好きな方には、甘酒は健康にも良く、おすすめの飲み物です。また、和菓子店のとらやが高齢者向けに開発したやわらかい羊羹《ようかん》「ゆるるか」もおすすめです。羊羹の風味はそのままに、食感の程よいやわらかさが、飲み込む力が弱くなっている人たちにも楽しんでもらえると思います。

加えて、「中鎖脂肪酸　メモリオン」（日清オイリオグループ株式会社）という商品も、ゼリー状で食べやすいです。

寿命を縮めない食べ方

食べ物や飲み物を飲み込むときには、軽く頭を下げて、おじぎをする（うなずく）ようにしましょう。嚥下専門家の間では「うなずき嚥下（頸部前屈嚥下）」と呼ばれる飲み込

うなずき嚥下

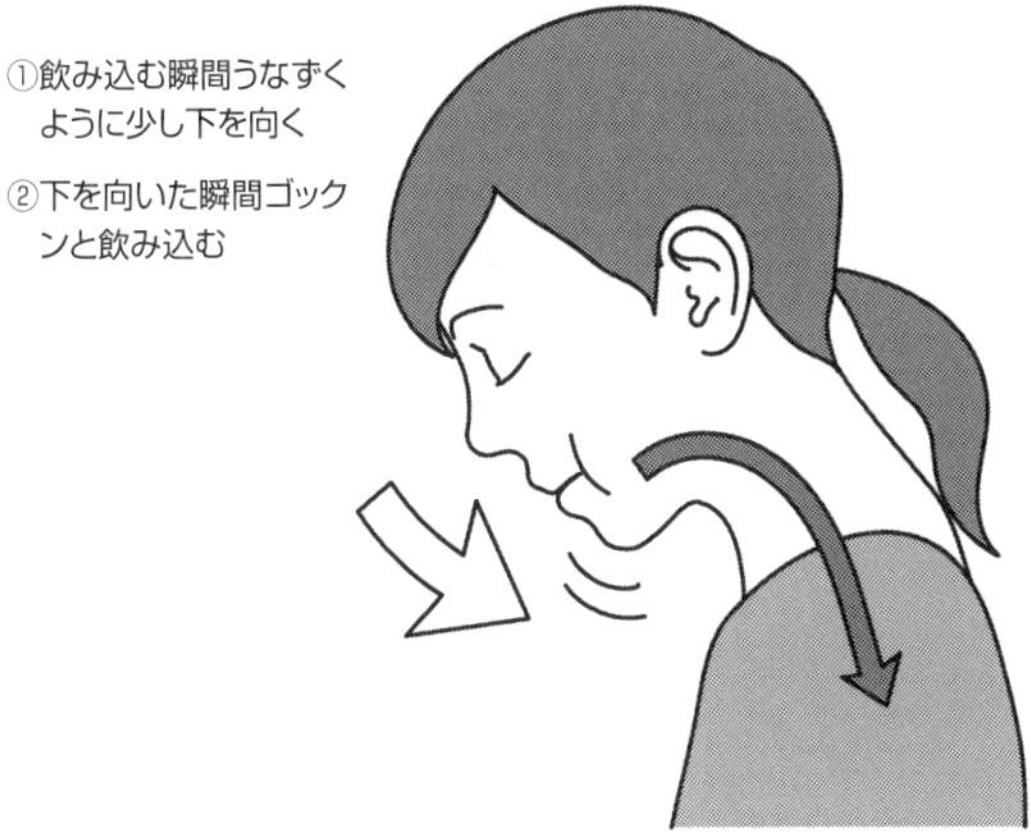

み方です。
飲み込む瞬間に、うなずくように下を向きます。
飲み込むときに下を向くのが難しい場合は、**軽くおじぎをした状態で飲み込むクセをつけてあげましょう**。あごを引きすぎるとかえって飲み込みにくいので、首の一番下の部分を軽く曲げるのがポイントです。
高齢者が誤嚥しないように指導することが多い食べ方ですが、ムセやすかったり、セキ込みやすかったりする人にはおすすめです。飲み込むときに軽くおじぎをするような姿勢をとる（うなずく）と、のどが狭くなって食道に食べ物が送られやすくなり、誤嚥しにくくなります（イラスト参照）。

食べるときの正しい姿勢

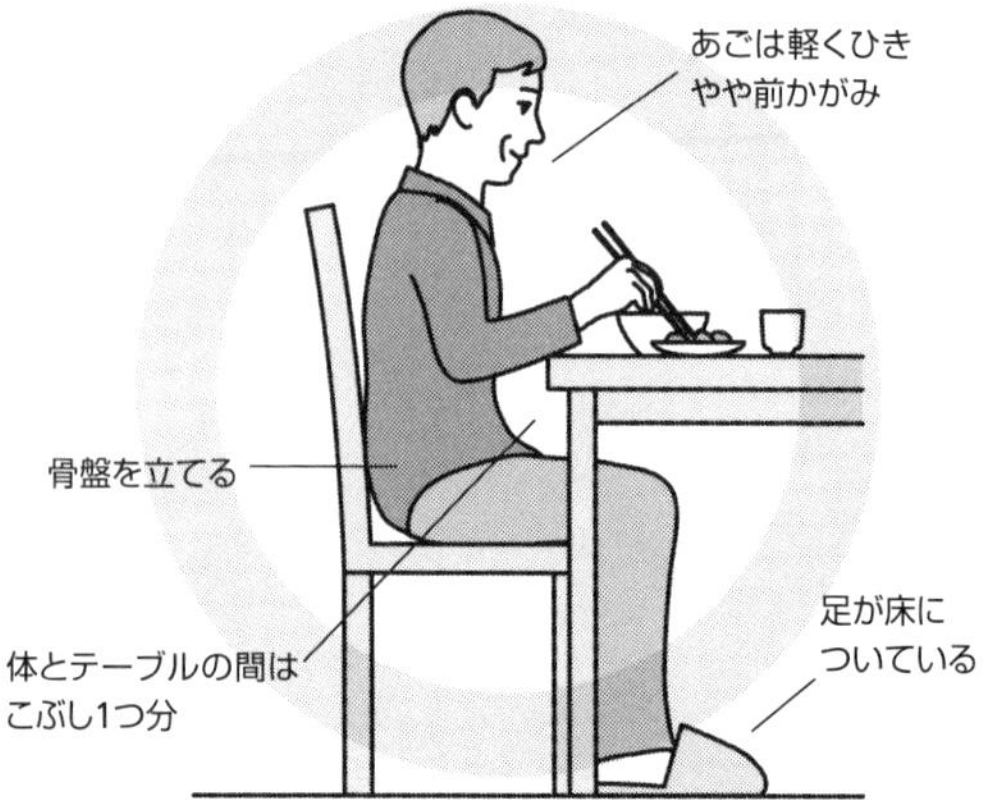

食べるときの間違った姿勢

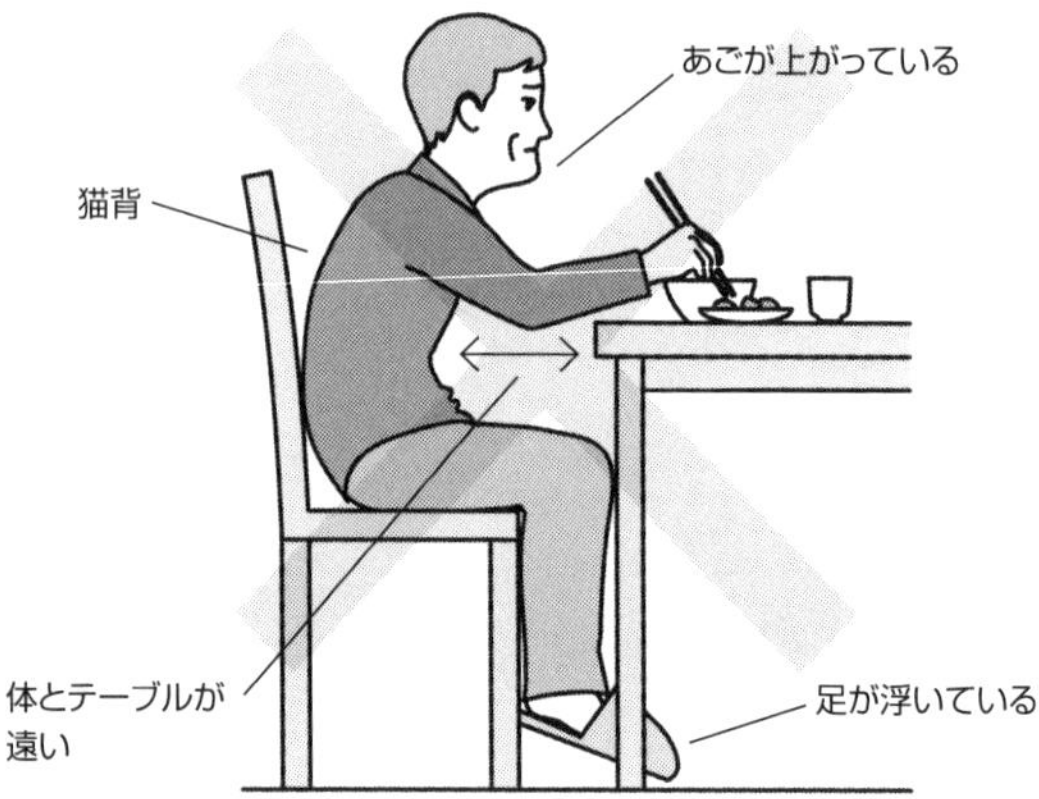

上を向いて流し込めばいいと誤解している方は意外に多いのですが、間違いです。のど仏の挙上を邪魔して、口も閉じにくくなります。誤嚥のリスクが高まるので、飲み込むときにはあごを上げないようにしましょう。

また、液体はペットボトルや缶からそのまま飲むのではなく、グラスやコップに移して飲むだけで誤嚥しにくくなります。器の形によって、あごの上がり方が左右されることもあるので、器選びも注意が必要です。例えば、ワイングラスの場合、口が狭いスリムなタイプだと、上を向かないとワインが入ってこないので、どうしてもあごが上がりがちになります。口の広い幅広なタイプだと、グラスを少し傾けるだけでワインが口に入ってきて、あごを上げずにすみます。

誤嚥予防の観点からだと、おちょこで日本酒をちびちびと飲むのが、あごが上がらず、誤嚥しにくい姿勢ということになります。

あごを上げる飲み込み方が有効なのは、舌の動きが悪いなど一部のケースです。

症例⑤　食事中のセキと痰で激痩せ（80代男性）

「よく噛めば誤嚥しない」「めん類はムセない」「上を向いて食べると誤嚥しない」「食事

は水で流し込めばいい」など、嚥下に関する間違った情報を信じて、実践されていた患者さんでした。

脳梗塞の既往歴があり、1年前から痰の量が増加していたのですが、受診された頃には食事中にセキと痰が出て、食べられなくなっていました。体重がどんどん減って、元気な頃に比べると10kgも痩せてしまっていたのです。

嚥下機能が低下していて液体で誤嚥する状態。また、粘性のある黄色い痰だったので肺炎を心配して胸部X線検査を行いましたが、肺炎は発症していませんでした。

そこで、念のため抗生物質を処方し、うなずき嚥下、ひと口の量の調整、何回かに分けて飲み込む、飲み込んだらセキをするなど、食べ方の嚥下指導を中心に行いました。ほかに、ごはんをおかゆに替える、食事にとろみをつけるなどもお願いしました。

すると、セキと痰が減少して食事が摂れるようになり、1か月後には体重も増加していました。

食べ方を変えるだけでも、明らかな効果があることがわかります。

食事のときの座り方も重要です。イスに深く座って、テーブルの高さは腕を乗せて肘が

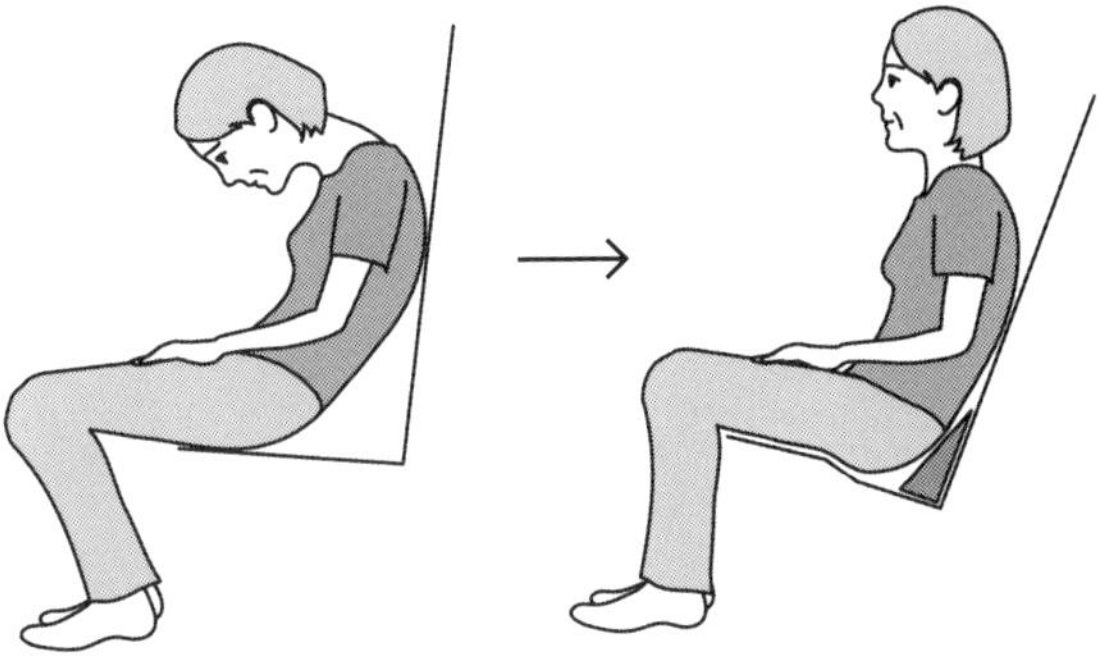

高齢者に多い円背（頸部が過度に屈曲した姿勢になりやすい）

骨盤と背もたれの間などにクッションを入れることで改善

出典:大渕哲也、2019

90度に曲がる程度。テーブルが低かったり遠かったりすると、あごを前に突き出す犬食い姿勢になり、のど仏の動きを邪魔します。イスに浅く腰掛ける座り方も、のど仏の動きが邪魔されるので誤嚥しやすいです。

嚥下機能が低下した方は、リクライニングの椅子で60度に傾けると、ムセが減らせる場合もあります。

高齢者に多い円背（猫背が老化により進行して背骨が前向きに倒れて背中が丸くなって固まった状態）の方だと、頸部が過度に屈曲した姿勢になりやすく、バスタオルを座面と背中と、骨盤後方に丸めて入れると、姿勢が安定することもあります。円背専用のサポートチェアも販売されているので、可能なら、専門の理学療法士に相談してみましょう。

症例⑥ 肺炎で何度も入退院、胃瘻寸前（80代女性）

難聴がひどいと、補聴器の相談で受診されました。背中がひどく曲がった状態で、30回嚙んでゆっくり飲み込むように指導されていましたが、肺炎で1年間に5回入退院を繰り返してその度に体重が減少し、胃瘻を作るようにすすめられていました。一人暮らしで、配食のごはんをベッドに腰掛けて食べていたそうです。

嚥下内視鏡検査をすると、嚥下機能は軽度に低下していました。やわらかめのごはんか、卵かけご飯、副菜はとろみをつけたものに替えてもらい、背中にクッションを入れたリクライニング椅子に座って食べるようにすすめ、喉頭挙上訓練も指導しました。すると痰が減り、元気になって自分で身の回りのことができるようになり、現在一年経過していますが、肺炎にならずに体重が5kg増加して元気に生活されています。

よく嚙んで食べる、のもリスクがある

よく嚙んで食べると誤嚥しにくいと誤解している方がいらっしゃいます。もちろん、嚙

むことはおいしく食べるためには重要ですし、食べ物を飲み込みやすい形状にするためには咀嚼が欠かせません。

ただ、噛めば噛むほどいいかというと、そうでもないのです。

噛みすぎると誤嚥しやすくなる理由は、ひとつは噛んでいる時間が長いほど、のどの奥に食べ物がたまりやすくなるからです。もうひとつは、咀嚼しすぎてだ液の量が増えすぎると、固形物と液体に分かれて、かえって食べ物のまとまりが悪くなってしまうからです。こうなると飲み込みにくい状態になってしまいます。

あまり長い時間噛まないようにして、ほどほどの時間で飲み込むようにしましょう。

小骨が刺さったときにごはんを丸呑みしない

魚を食べているときに、のどに小骨が刺さってなかなか取れない……。こんなとき、あなたならどうしますか？

よく言われる「ごはんを丸呑みする」ことは、絶対にやらないでください。まことしやかに言われていますが、これは科学的根拠のない迷信です。

粘膜に小骨がひっかかっているところにごはんを丸呑みするのは、手の平に刺さったト

背部叩打法

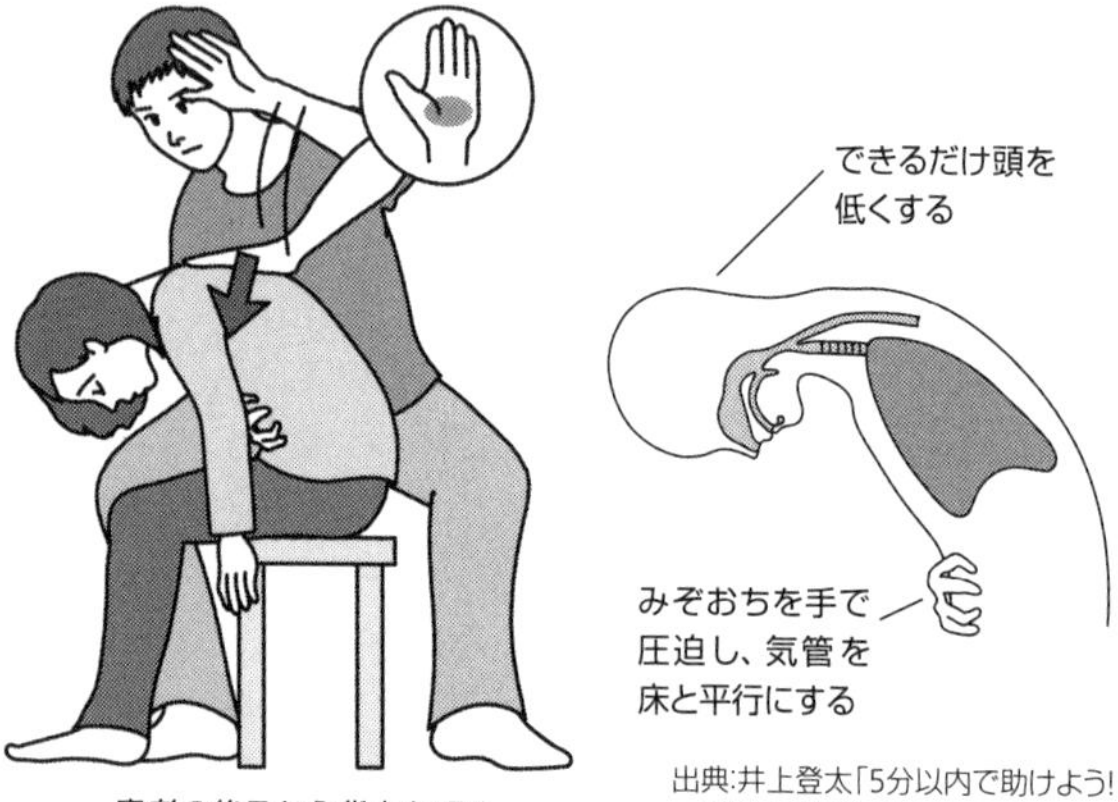

患者の後ろから背中を叩く

出典:井上登太「5分以内で助けよう!
誤嚥·窒息時のアプローチ」2017

ゲの上にコロコロとローラーをかけるようなものです。小骨がますます深く刺さって、抜けづらくなるので絶対にやめましょう。

　のどに小骨が刺さったときは、耳鼻咽喉科を受診するのが一番です。傷が深かったとしても適切な処置をしてもらえますから安心です。

　同じように世間で広がっている誤解で、**ムセたときに「背中を起こしてトントン叩《たた》く」「水を飲ませる」というものもあります。これも間違った応急処置なのでやめてください。**

　ムセているときは食べ物が気管に入りかけています。そんなときに、上体を起こして気管を垂直にしてトントンしたら、その拍子に食べ物が気管から肺へと落ちてしまう危険性があります。また、すでに誤嚥しかかっているところに水を飲むのは、誤嚥に追い打ちをかけるようなものです。

ムセたときには、イスに座った状態で上半身を倒して気管を床と平行にして、背中を叩いてセキや痰を出させましょう（背部叩打法）。誤嚥したときの応急処置については１５６ページで紹介しているので、そちらを参考にしてください。

第5章 嚥下機能が低下したとき知っておきたいこと

いったん嚥下機能が落ちてもトレーニングで回復する

本章では、すでに嚥下機能が落ちてしまった場合にどうすればいいのか、また、嚥下機能が低下したご家族を介護されている方たちに知っておいていただきたい、基本的なことをご紹介します。

70代、80代になると嚥下機能がかなり低下して、食事がうまく摂れないケースが増えてきます。かかりつけ医などが指摘して、適切な治療や対処を指導してくれる場合はいいのですが、本人も家族も気がつかずにそのまま放置しているケースも少なくありません。

私はこれがとてももったいないと感じて忸怩《じくじ》たる思いになります。

なぜなら、飲み込めなくて胃瘻になったとしても、コツコツとトレーニングを重ねることで飲み込む力が回復し、自分の口で食べることができるようになるからです。

私の病院を受診される患者さんは、口から食べることをあきらめられない、いわば「生きる力や意志が非常に強い」方ばかりです。「食べたい」という欲求があるからこそ、どうにかできないかと情報を集め、できることを試されるのだと思います。

そして、そのような患者さんはトレーニングをがんばるので、効果が現れる方がかなりの割合でいらっしゃいます。

これは奇跡ではありません。のど筋トレや食事指導など、適切な嚥下訓練を受けることで、飲み込む力は徐々にではありますが、確実に高まります。

これらが当てはまると嚥下障害の疑いがあるので、チェックしてみてください

□食べると常にムセる
□固形物を噛んで飲み込むのがしんどくなる
□食事に30分以上かかる
□食事をすると疲れる
□食べ物が口からこぼれる
□飲み込んでも食べ物が口の中に残る
□食べ物がのどにつかえる
□食事中や食後にセキが出る
□食後に痰が出る

□錠剤が飲みにくい、つかえる
□食事を摂ると声がガラガラになる

嚥下指導の5つのポイント

一般的な嚥下指導は次の５つのことが基本となります。患者さんの状態に合った、きめこまかな指導が大切で、嚥下訓練はオーダーメイドのリハビリと言えます。

①食事中の環境を整える

テレビを消すなど「ながら食い」にならないようにする。食事に集中し、食事にかける時間は30分以内を目安にする。食事中の姿勢も重要（１３６ページ参照）。ひと口の量を少なめにすることもポイント。

②食事内容を工夫する

患者さんの嚥下機能の状態に合わせた食形態を提案する。「学会分類２０１３」（56ページ参照）をもとに、調理方法を工夫する。適度なとろみがあり、ベタつかないで、ゆっくりとなめらかにのどを通る食形態が理想。噛めない場合や飲み込めない場合は、それに合わせた食形態が必要になる。また、錠剤が飲みにくい場合は、「らくらく服薬ゼリー」（株式会社龍角散）などを使用すると、飲みやすくなる。

③全身の体力を強化する

嚥下機能は全身の体力に左右される。散歩や体操などで体を動かし、体力をつける必要がある。

④のどを鍛える

嚥下機能を向上させるための「のど筋トレ」（99ページ参照）を行う。

⑤吐き出す力を強化する

カラオケや音読など「呼吸筋トレ」（１０６ページ参照）を行う。

ひと口の量は小さじ1杯程度で

食事のときに重要なのが、ひと口の量です。健康な人は大さじ1杯が目安ですが、嚥下機能がかなり低下している場合は、小さじ1杯を目安にしましょう。

ひと口の量を減らすだけで、噛んだり飲み込んだりしやすくなりますし、誤嚥するリスクが低くなります。

食べる力を高めるスプーンを使ってみよう

スプーンを替えただけで飲み込む力がアップするという便利グッズもあります。介護用スプーンと呼ばれるもので、大きすぎず小さすぎず、スプーンのくぼみ（スプーンホール）が浅く、舌の真ん中に乗るくらいのサイズです。

私たちが食事をするときは、舌の真ん中がへこむようになっているのですが、ここにちょうどよくおさまる大きさと形のスプーンが介護には適しています。介護用スプーンはそれらを考慮しているので、活用するだけで食べる力を高めてくれます。

大きさやスプーンホール、柄の長さなどは製品によって異なるので、使いやすく、飲み込みやすいものを選びましょう。ご家庭にあるものですと、ひと口の量が多くなるカレースプーンより、持ち手が長く少なめの量がすくえるパフェスプーンのほうが誤嚥しにくくおすすめです。

飲み込みやすくする調理方法

嚥下機能が低下している場合は、窒息を避けることが重要です。調理の際に工夫できることがあるので、知っておいてください。

■**大きさに注意する**

ゴックンと飲み込める大きさ（2㎝程度）で、弾力があり、歯で嚙み切るのが難しく、つるっとしているものは窒息しやすいので避けましょう。うずらの卵、ミニトマト、ぶどう、ちくわ、ひと口こんにゃく、たこ、肉のスジ、刺身のツマ、ごはん&のり、切り干し大根、ロールキャベツのかんぴょう、食パンの耳、こまかく切ったおもちなどは避けてください。

■**切り方に注意する**

こまかく、みじん切りにすればいいとは限りません。小さすぎるとまとまりにくくなって誤嚥しやすいので、平べったくスライスしたり、すりおろすのもよいです。また、飲み込みやすいようにやわらかく調理してからカットすることも大事です。

肉類はしゃぶしゃぶ用の薄切り肉、魚は骨と皮を取り除いてほぐす、缶詰やかにかま、絹ごし豆腐などやわらかいものを使いましょう。

■**つなぎ食材を工夫する**

卵、豆腐、じゃがいも、長いも、れんこん、もずくなどをつなぎ食材として活用しまし

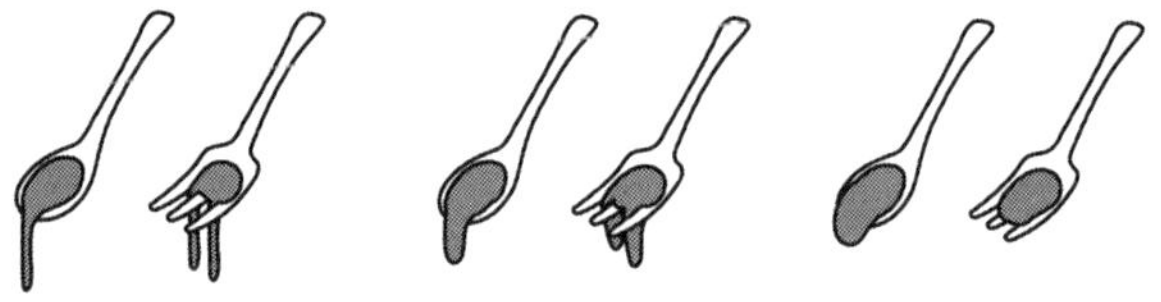

段階1　薄いとろみ
フレンチドレッシング、
ポタージュ状

段階2　中間のとろみ
ヨーグルト状

段階3　濃いとろみ
ハチミツ、マヨネーズ状

ょう。卵はハンバーグ、フレンチトースト、卵とじ、茶碗蒸しなど。豆腐は白和え、豆腐ハンバーグなど。じゃがいもはポテトサラダやみそ汁のとろみづけに。長いも、山いも、里いもはすりおろすと肉団子やハンバーグのつなぎに。れんこんもすりおろしてつなぎに活用できます。もずく、オクラ、モロヘイヤなどねばりのある食材も活用しましょう。

■のどの通りをよくするとろみソース

片栗粉や小麦粉でとろみをつけたり、マヨネーズやケチャップなどとろみのある調味料を活用しましょう。しょうゆあんかけ、中華あんかけ、ホワイトソースなど。

市販されているとろみ剤を使ってもよいでしょう。

とろみ剤は介護食で活用されていますが、とろみの程度は患者さんの状態に合わせる必要があります。とろみが強すぎるとかえって誤嚥のリスクを高めることがあるので、最初は看護師や管理栄養士、訪問ヘルパーなどに使用方法を指導してもらったほうがよいでしょう。

とろみの程度については、3段階あります。

第1段階は、傾けたスプーン、フォークの間からすっと流れ落ちる程度。

第2段階は、傾けたスプーン、フォークの間からゆっくり流れる程度。

第3段階は、スプーンを傾けてもある程度形状が保たれ、フォークの間からも流れ落ちない程度。

ベッドで食事をするときの飲み込みやすい姿勢

身体機能が低下してくると、ベッドで食事を摂る人も増えます。ベッドで食べるときも姿勢に気をつけることが誤嚥対策になります。背中を上げて頸部の角度を調整でき、嚥下しやすい姿勢を再現する医療介護ベッドがありますので、介護保険などを利用して手配しましょう。

ムセにくい姿勢は個人差もありますが、60度程度の傾斜にして、腰の位置はベッドの折れ目に合わせます。

頭に枕などを当てることで、やや前屈《まえかが》みの姿勢になり、誤嚥しにくくなります。

ベッドでのムセにくい姿勢

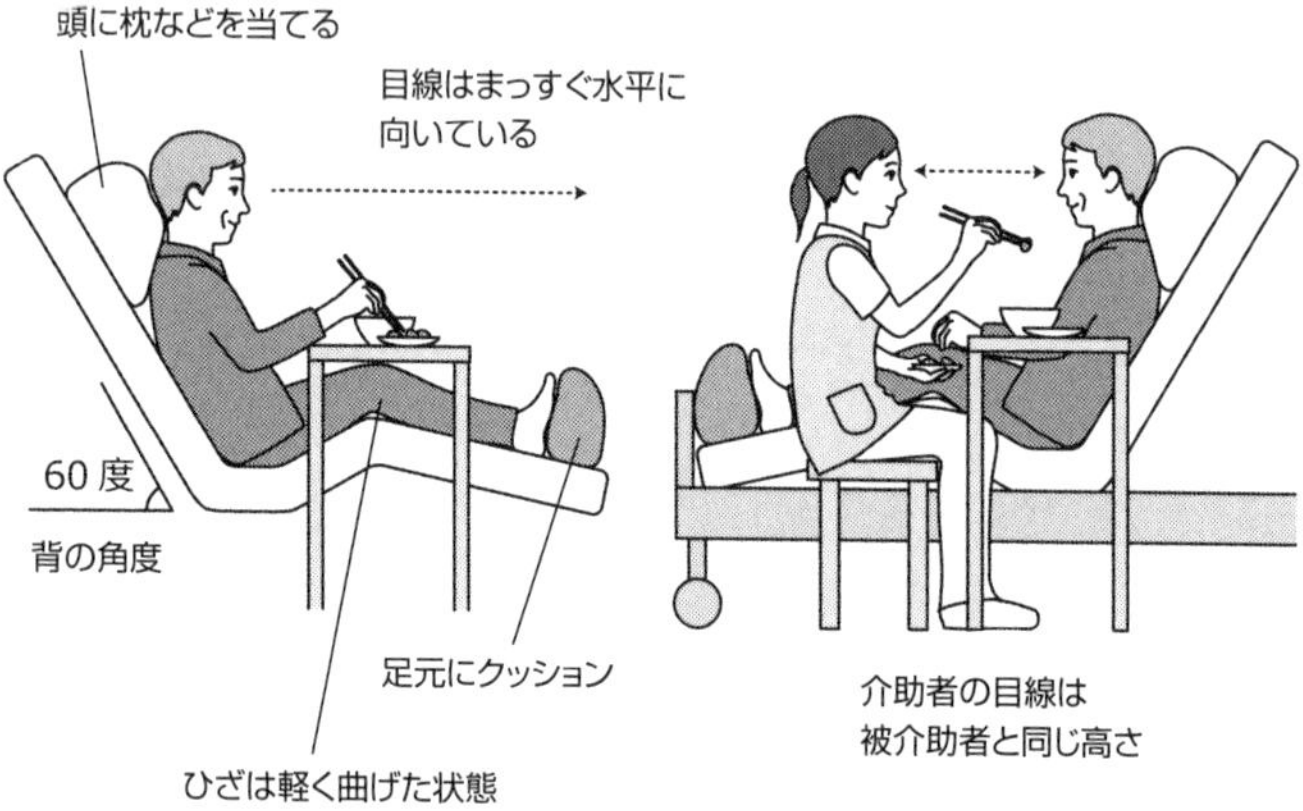

ベッドでのムセやすい姿勢

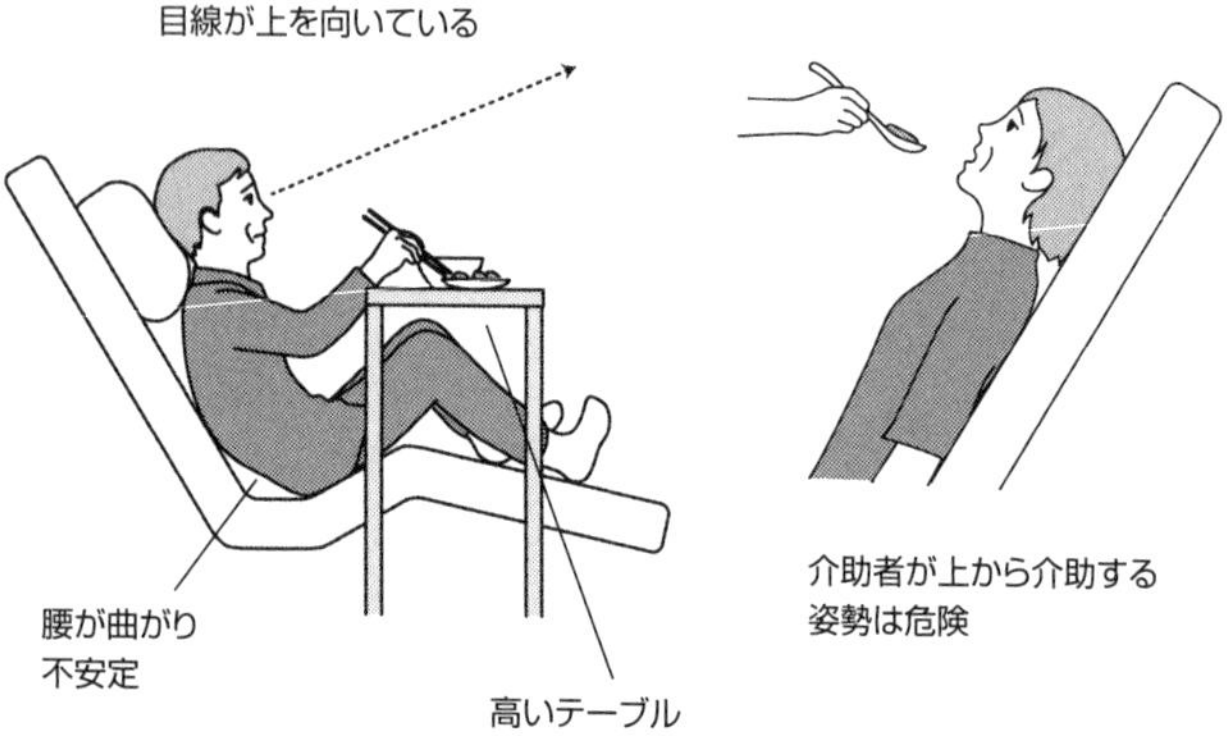

足が落ちると姿勢が崩れやすいので、足元にクッションなどを入れて、ひざの位置がベッドの折れ目に合うようにしてください。

介助するご家族やヘルパーさんなどが、食事の際に目線を同じ高さにすることも重要です。

あくまでこれは一例です。食べやすい姿勢は個人の好みも影響するので、調整しながら、ちょうどいいと感じる姿勢を探しましょう。

嚥下トレーニングを指導するのは言語聴覚士（ST）

言語聴覚士とは、聴覚や言語機能の障害がある方に対して、検査やリハビリテーションを行い、機能の回復を促します。最近は、脳卒中の後遺症の失語症（言葉が出ない）、構音障害（うまく話せない）、摂食・嚥下障害（食べたり飲み込んだりすることがうまくできない）などに対処することが多くなっています。

超高齢社会を迎え、加齢による摂食・嚥下障害改善の指導も増えています。１９９７年に国家資格となった専門職です。

嚥下機能改善には主治医による診察だけでなくリハビリテーションも重要になります。

嚥下トレーニングを受けるのであれば、言語聴覚士をはじめ、医師、看護師、理学療法士、作業療法士、歯科医、歯科衛生士などの医療専門職、ケースワーカー、介護福祉士、介護援助専門員などの保健・福祉専門職が連携して、チームとして行っている医療施設で受けるのが理想です。

誤嚥したときは5分が勝負

十分に気をつけていても誤嚥することはあります。高齢者の場合、のどをつまらせると窒息する危険があるので、第4章で紹介したようにムセたときには上半身を水平に倒して、セキをするように促して、誤嚥したものを吐き出させましょう。

上体を起こした状態で水を飲ませたり、背中をトントン叩いたりするのは、誤嚥を悪化させる危険があるので、絶対にやらないでください。

万が一、食べ物がのどにつまって窒息した場合は、上半身をなるべく水平に倒して、強くセキをして出しましょう。自分で出せない場合は、横向きに寝て背中を叩いてもらって出します。ご家庭にひとつあると便利なのですが、口腔内・咽頭観察用ライトを用いて、口腔内を観察して、指で異物を端（頬）に寄せて掻き出してもらいます。くれぐれも押し込まないようにしてください。

セキをしてもなかなか出てこない場合は、すぐに救急車を呼びます。意識がある場合は、救急車が到着するまでの間に、**ハイムリック法**という腹部を後ろから突き上げてもらうやり方も試してみましょう。

このハイムリック法は自分自身で行うことも可能です。

ひとつは、両手をしっかり組んでおなかに当て、やや上に押し上げるようにして圧迫する方法です。両足を肩幅に開き、ひざを少し曲げて、壁やイスの背もたれに背中を押しつけて両足をしっかり床につけると、力が入りやすく、行いやすいです。

もうひとつは机の角を使ったやり方です。少し前屈みになり、両手で机を持ちながら、みぞおちを机の角に押し当てて圧迫します。呼吸のタイミングに合わせて圧迫しましょう。

どちらも、リズミカルに圧迫を繰り返します。

国別の窒息事故の頻度を調べた論文によると、日本が最も多いということもわかっています。国際的に見ても、日本の窒息事故の頻度はかなり多いと考えられます。

もし、誤嚥による窒息事故に遭遇したとしてもあわてないように、応急処置を覚えてお

ハイムリック法

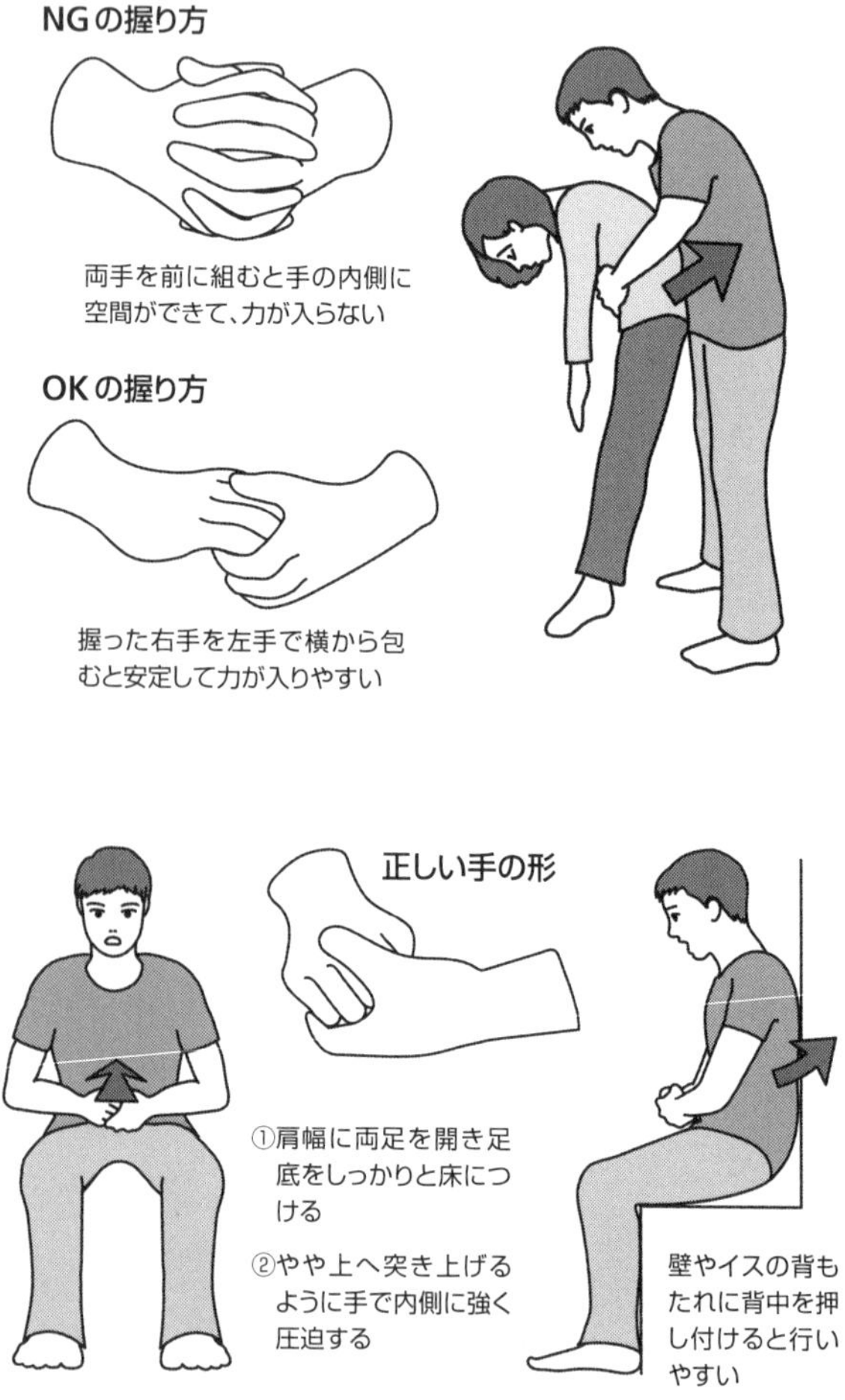

出典:井上登太「5分以内で助けよう！ 誤嚥・窒息時のアプローチ」2017

チョークサイン

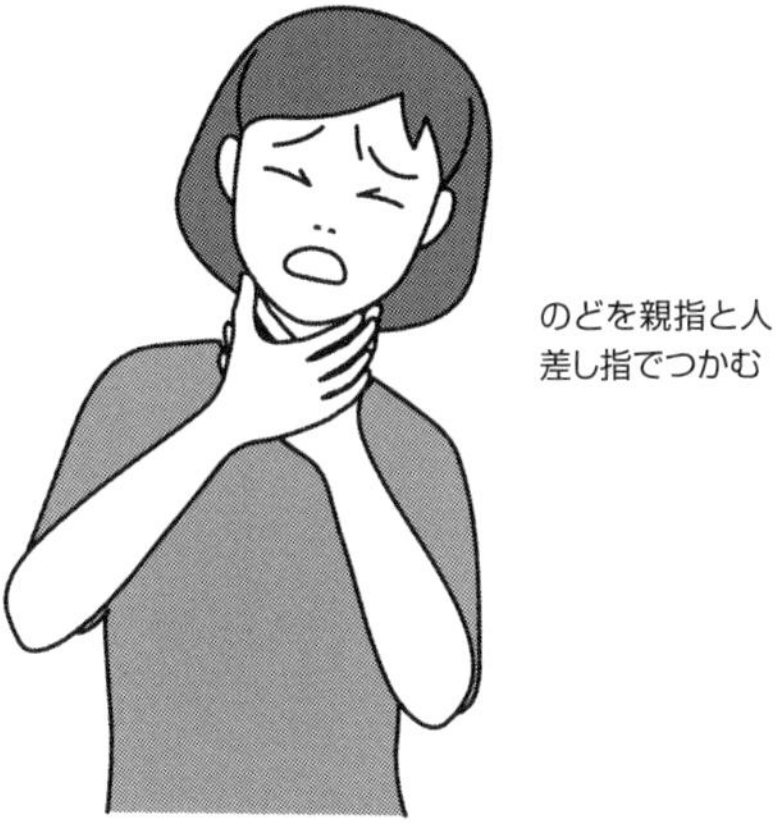

いたほうが安心です。

合わせて覚えておいていただきたいのが、のどがつまったときに知らせるための「**チョークサイン**」です。窒息すると息ができないだけでなく、しゃべれないので、ジェスチャーで知らせる必要があります。

チョークサインはのどを親指と人差し指で挟むだけ。万国共通なので、いざというときに合図するために覚えておきましょう。

このサインが広まれば、周囲で窒息事故が起こったとき、すぐに対処してもらえます。一分一秒を争うときだからこそ、至急の対応が重要です。

誤嚥してのどにものがつまったときには5分が勝負です。あわてず冷静に対応することが救命につながります。

飲み込めなくなったときの最後の砦である手術

嚥下機能がかなり低下して飲み込めなくなったとしても、手術で回復できる可能性があります。声がかすれて出ない、水でムセる人は動かない声帯を内側に移動させると声が出て、水のムセも消えます。

のど仏が上がらない人は、手術でのど仏の位置を上げ、食道の入り口の筋肉を切ることで、嚥下機能が回復して食べられるようになった症例があります。口からまったく食べられなかった患者さんが、手術を受けて、おかゆを食べられるようになるまで回復できる場合もあります。

ただ、そのことはあまり知られておらず、そのため、治せる患者さんが手術を受けることなく、そのまま胃瘻や点滴を受ける……。そんな残念な現実があります。

ただし、この手術はすぐ誰にでも適用とはなりません。

数か月以上リハビリテーションを続けても改善が見られない、病状が安定している、手術に耐えられる体力がある、認知機能がよく理解力がある、患者さん自身に口から食べたいという欲求がある、家族や介護者の協力が得られるなど、クリアすべき点がいくつかあります。

まずは嚥下機能のリハビリテーションを行って、改善が見られない場合の最後の砦《とりで》が手術になります。手術で改善する可能性があるか事前にチェックしますが、声がかすれている場合、外側からのど仏を押したときに声が出るようになる患者さんは、手術で回復できる可能性が非常に高くなります。

声がかすれているのは声帯が麻痺《まひ》しているためです。この場合、声帯の粘膜下に脂肪や筋膜やコラーゲンなどを注入する「声帯内注入術」、声帯の外側からゴアテックスやシリコンブロックなどを用いて声帯を真ん中に押し出す「甲状軟骨形成術」、声帯に付着している軟骨を引っ張って声帯を真ん中に移動させる「披裂軟骨内転術」などが行われます。声帯が真ん中に移動すると声が出るようになり、嚥下機能も向上するケースがあります。

嚥下機能を改善する手術には、喉頭（のど仏）をゴックンと飲み込んだときに上がるくらいの位置までつり上げて固定する「喉頭挙上術」、食道の入り口の筋肉（輪状咽頭筋）を切除して食物が通りやすくする「輪状咽頭筋切断術」などがあります。

手術が成功しても誤嚥を完全に止めることはできません。例えば、ゼリーで誤嚥していた患者さんが、おかゆが食べられるようになる、手術前よりも嚥下しやすくなる、くらいの回復です。期待するほどの効果が得られない場合もあるので、手術が適切かどうかは、慎重に判断する必要があります。

また、手術後は長期間のリハビリテーションが必要になります。患者さんに体力があり、指導に柔軟に対応できるかどうか、「口から食べたい」という強い意志があるかどうか、家族などの助けが得られるかなども、手術を受ける際の判断基準になります。

ただ、手術によって嚥下機能が回復し、自分の口で食べられるようになれば、ＱＯＬ（クオリティ・オブ・ライフ）がまったく違ってきます。選択肢のひとつとして手術もあることを、もっとたくさんの方に知っていただきたいと思っています。

症例⑦　脳の動脈解離後、大量の痰（40代男性）

手術で嚥下機能が改善した症例も紹介しておきましょう。

40代と若い患者さんでしたが、1年半前に脳の動脈の壁が裂ける「椎骨脳底動脈解離《ついこつのうていどうみゃくかいり》」

を発症されました。約1年間は別の医療機関の往診でアイスマッサージや舌の体操など、リハビリを続けていたそうです。嚥下訓練として、ゼリーを食べていましたが痰が増える症状が改善しなかったため、紹介で私の病院を受診されました。

受診されたときは、意識はしっかりしており自分で歩けましたが、大量の痰が出るため、1日に20回の吸引が必要でした。さらに下痢にも悩まされており、体重は減少してしまっていました。

当初は抗生物質を処方し、喉頭挙上筋群のトレーニングやミキサー食を鼻の管から注入したところ、下痢が止まり体重も増えて、痰の吸引回数も減りましたが、喉頭挙上は悪いままでした。そこで、半年後に喉頭挙上術と輪状咽頭筋切除術を行いました。現在、全粥が食べられるまでに回復して仕事に復帰しました。

症例⑧　手術で嚥下機能が改善（70代男性）

食道がんの手術後に声がかすれて出ず、食事でムセて誤嚥性肺炎を9か月間に6回繰り返していました。診察すると声帯の麻痺があり、発声時に声帯が完全に閉まりません。嚥下時にも閉まらず、これが誤嚥の原因のひとつで肺炎を繰り返していたと考えました。そこで声帯を内方に移動させる手術を行い、食事の姿勢を座位リクライニング60度にするほか、管理栄養士による訪問栄養指導を行い、食形態を工夫してもらうようお願いしました。現在、1年4か月経過していますが、食形態を守らないと痰が黄色くなり熱が出るものの、抗菌薬の内服で入院を回避して、少しずつ体重が増えている状態です。

誤嚥を完全に防止できる手術もありますが、声を失うために、慎重な対応が求められます。また、嚥下運動に関連する筋肉や神経を電気刺激して機能を改善させる治療も試みられています。

嚥下相談医一覧

自分やご家族が飲み込む力が落ちてきたと感じたときは、耳鼻咽喉科を受診することをおすすめしてきました。しかし、耳鼻咽喉科は日本全国にたくさんあるのですが、嚥下障害をきちんと診察・治療できる医療機関となると、それほど多くないのが現状です。最近は、嚥下障害を診察する医療機関も増えてきました。お近くに嚥下障害治療を行っている医療機関があれば、そこを受診することをおすすめします。

次ページ以降に、嚥下相談医のいる医療機関をまとめてリストにしたものを掲載しますので、受診する際の参考にしてください。

嚥下相談医のいる病院・クリニック一覧

都道府県	病院・クリニック名
北海道	旭川医科大学病院　耳鼻咽喉科・頭頸部外科 札幌医科大学附属病院　耳鼻咽喉科 中村記念病院　耳鼻いんこう科 北海道大野記念病院　頭頸部外科・耳鼻咽喉科
宮城県	東北大学病院　耳鼻咽喉・頭頸部外科 石巻赤十字病院　耳鼻咽喉科 公立刈田綜合病院　耳鼻咽喉科 みやぎ県南中核病院　リハビリテーション科 長町病院　リハビリテーション科 大崎市民病院　耳鼻咽喉科
福島県	大原綜合病院　耳鼻咽喉科・頭頸部外科 福島県立医科大学附属病院　耳鼻咽喉科・頭頸部外科 福島赤十字病院　耳鼻咽喉科 呉羽総合病院　耳鼻咽喉科 宮下病院　耳鼻いんこう科
東京都	杏林大学医学部付属病院　耳鼻咽喉科・頭頸科（摂食嚥下センター） 東京大学医学部附属病院　耳鼻咽喉科・頭頸部外科 国立国際医療研究センター病院　耳鼻咽喉科 国立精神・神経医療研究センター病院　飲みこみ外来 東京都保健医療公社荏原病院　耳鼻咽喉科 じんだい耳鼻咽喉科 部坂耳鼻咽喉科医院 稲城台病院（入院ケアのみ） 順天堂大学医学部附属練馬病院　耳鼻咽喉・頭頸科 聖路加国際病院　耳鼻咽喉科 東邦大学医療センター大森病院　耳鼻咽喉科 角耳鼻咽喉科医院 聖母病院　耳鼻咽喉科 東京都立神経病院　神経耳科 かのう耳鼻咽喉科 東京都立広尾病院　耳鼻咽喉科

神奈川県	西山耳鼻咽喉科医院 聖隷横浜病院　耳鼻咽喉科 東海大学医学部付属病院　耳鼻咽喉科 北里大学病院　耳鼻咽喉科・頭頸部外科 聖マリアンナ医科大学病院　耳鼻咽喉科、脳神経内科 東名厚木病院 鎌倉リハビリテーション聖テレジア病院 箱根リハビリテーション病院（入院ケアのみ） 日本医科大学武蔵小杉病院　耳鼻咽喉科 もぎたて耳鼻咽喉科 河合耳鼻咽喉科医院 やまぐち耳鼻咽喉科・小児科クリニック 横浜市立みなと赤十字病院　耳鼻いんこう科・頭頸部外科
千葉県	聖隷佐倉市民病院　耳鼻咽喉科 東京女子医科大学八千代医療センター　耳鼻咽喉科・小児耳鼻咽喉科 国立がん研究センター東病院　頭頸部外科
埼玉県	防衛医科大学校病院　耳鼻咽喉科 埼玉医科大学総合医療センター　耳鼻咽喉科、リハビリテーション科 上尾中央総合病院　耳鼻いんこう科・頭頸部外科 大生水野クリニック　耳鼻いんこう科 埼玉協同病院　耳鼻咽喉科
栃木県	足利赤十字病院　耳鼻咽喉・頭頸部外科 佐野厚生総合病院　耳鼻咽喉科 獨協医科大学病院　耳鼻咽喉・頭頸部外科 自治医科大学附属病院　耳鼻咽喉科
群馬県	群馬大学医学部附属病院　耳鼻咽喉科 ぐんま耳鼻咽喉科クリニック 川島医院
茨城県	JAとりで総合医療センター　耳鼻咽喉科 茨城県立中央病院　耳鼻咽喉科・頭頸部外科
長野県	諏訪赤十字病院　耳鼻咽喉科 下伊那赤十字病院　耳鼻いんこう科 ふくおか耳鼻咽喉科めまいクリニック
新潟県	新潟大学医歯学総合病院　耳鼻咽喉・頭頸部外科 新潟県立がんセンター新潟病院　頭頸部外科

富山県	長崎耳鼻咽喉科医院 富山大学附属病院　耳鼻咽喉科
福井県	福井大学医学部附属病院　耳鼻咽喉科·頭頸部外科
山梨県	山梨大学医学部附属病院　頭頸部·耳鼻咽喉科
静岡県	浜松市リハビリテーション病院　リハビリテーション科 静岡市立静岡病院　耳鼻咽喉科·頭頸部外科 静岡赤十字病院　耳鼻咽喉科·気管食道科
三重県	森耳鼻咽喉科 三重大学医学部附属病院　耳鼻咽喉·頭頸部外科 伊勢赤十字病院　頭頸部·耳鼻咽喉科 みえ呼吸嚥下リハビリクリニック
愛知県	藤田医科大学病院　耳鼻咽喉科·頭頸部外科、リハビリテーション科、歯科/口腔外科/小児歯科·矯正歯科 愛知医科大学病院　耳鼻咽喉科·頭頸部外科 国立長寿医療研究センター　耳鼻いんこう科 名古屋大学医学部附属病院　耳鼻いんこう科 名古屋市立大学病院　耳鼻いんこう科
岐阜県	各務原リハビリテーション病院　神経内科 朝日大学病院　頭頸部外科·耳鼻咽喉科 岐阜大学医学部附属病院　脳神経内科、耳鼻咽喉科·頭頸部外科 安江病院　耳鼻いんこう科
大阪府	大阪大学医学部附属病院　耳鼻咽喉科·頭頸部外科 堺市立総合医療センター　耳鼻咽喉科·頭頸部外科 にしむら耳鼻咽喉科クリニック あべのハルカス坂本耳鼻咽喉科 JCHO大阪病院　耳鼻いんこう科 淀川キリスト教病院　耳鼻科
兵庫県	神戸大学医学部附属病院　耳鼻咽喉·頭頸部外科 兵庫医科大学病院 市立芦屋病院　脳神経内科 藤田耳鼻咽喉科医院 神鋼記念病院　耳鼻咽喉科 神戸市立医療センター中央市民病院　耳鼻咽喉科、頭頸部外科 姫路聖マリア病院　耳鼻いんこう科 国立病院機構神戸医療センター　耳鼻咽喉科 兵庫県立がんセンター　頭頸部外科

兵庫県	明石仁十病院　耳鼻咽喉科 医療法人社団一葉会　佐用共立病院　耳鼻科
京都府	京都大学医学部附属病院　耳鼻咽喉科·頭頸部外科 京都府立医科大学附属病院　耳鼻咽喉科 ひろた耳鼻咽喉科医院 医療法人社団兵耳鼻咽喉科医院 京都第二赤十字病院　耳鼻咽喉科·気管食道外科 医療法人社団佐藤耳鼻咽喉科医院
和歌山県	九鬼クリニック耳鼻咽喉科 さかい耳鼻咽喉科クリニック 日本赤十字社和歌山医療センター　耳鼻咽喉科
広島県	広島市立広島市民病院　耳鼻咽喉科·頭頸部外科 広島大学病院　耳鼻咽喉科·頭頸部外科 県立広島病院　耳鼻咽喉科·頭頸部外科 石田耳鼻咽喉科医院 JA吉田総合病院　耳鼻咽喉科 JA尾道総合病院　耳鼻咽喉科 JA広島総合病院　耳鼻咽喉科
島根県	松江生協病院　耳鼻咽喉科 医療法人神崎耳鼻咽喉科医院
鳥取県	鳥取大学医学部附属病院　頭頸部診療科群（耳鼻咽喉科·頭頸部外科）
岡山県	倉敷中央病院　耳鼻咽喉科 川崎医科大学附属病院　耳鼻咽喉科
山口県	耳鼻咽喉科ののはなクリニック 山口県済生会下関総合病院　耳鼻咽喉科
香川県	香川大学医学部附属病院　耳鼻咽喉科·頭頸部外科 さぬき市民病院　耳鼻いんこう科 香川県厚生農業協同組合連合会屋島総合病院　耳鼻咽喉科
愛媛県	愛媛大学医学部附属病院　耳鼻咽喉科·頭頸部外科 一般財団法人積善会十全総合病院　耳鼻咽喉科 松山リハビリテーション病院　リハビリテーション科
高知県	高知大学医学部附属病院　耳鼻咽喉科·頭頸部外科 高知赤十字病院　耳鼻咽喉科 高知医療センター　耳鼻咽喉科

福岡県	福岡山王病院　耳鼻咽喉科　音声·嚥下センター はかたみち耳鼻咽喉科 久留米大学病院　耳鼻咽喉科·頭頸部外科 福岡歯科大学医科歯科総合病院　耳鼻咽喉科 九州大学病院　耳鼻咽喉·頭頸部外科 天神耳鼻咽喉科 医療法人増田耳鼻咽喉科医院　耳鼻咽喉科 福岡大学病院　耳鼻咽喉科 福岡大学筑紫病院　耳鼻いんこう科 福岡徳洲会病院　耳鼻咽喉科
大分県	佐藤クリニック
佐賀県	佐賀大学医学部附属病院　耳鼻咽喉科·頭頸部外科
長崎県	長崎大学病院　耳鼻咽喉科 梅木耳鼻咽喉科医院
熊本県	熊本大学病院　耳鼻咽喉科·頭頸部外科 朝日野総合病院　耳鼻咽喉科 熊本機能病院　耳鼻咽喉科
鹿児島県	今給黎総合病院　気管食道·耳鼻いんこう科
沖縄県	琉球大学病院　耳鼻咽喉科

おわりに

現在、世間で認知されている嚥下障害の知識はカオス状態で、正しい知識が普及しているとは言い難い状態です。

数年前までは、誤嚥性肺炎（嚥下性肺炎）は「だ液誤嚥」が主な原因であり、嚥下障害への対応は「口腔ケアと胃瘻造設」が主流でした。しかしながら臨床の現場で診ていると、実際は「食物誤嚥」が主な原因で、咽頭期の対応が非常に重要なことが明らかになりました。

嚥下障害は難解な症例が多いのですが、病態を診断して治療し、他科の医師や歯科医師、看護師、言語聴覚士、栄養士・管理栄養士、歯科衛生士と連携しながら経口摂取につなげた結果、患者さんの症状が改善し、感謝の言葉をいただけるのをモチベーションに診療を続けております。

飲み込む機能が弱って食べられなかった患者さんが、のどの機能が回復して口から食べられるようになると、目の輝きや体の動き、脳の働きや話す言葉が、まるで別人のように生き生きしてくるのです。

そんな患者さんの変化を見るたびに、口から食べる機能をいかにして維持するか、それが本当に大切なことだと思うのです。

飲み込む力はいきなり低下することはありません。40代、50代、60代から、少しずつ、じわじわと落ちていきます。そうならないためには、若い頃から続けるのど筋トレが大事だと、私はそう確信しています。

原稿執筆中に私の無理な相談に乗っていただいた、廣瀬肇先生、棚橋汀路先生、兵頭政光教授、大上研二教授、香取幸夫教授、加藤孝邦先生、田山二郎先生、梅崎俊郎先生、佐藤公則先生、津田豪太先生、大前由紀雄先生、藤本保志先生、唐帆健浩先生、岩田義弘先生、神奈川県地方部会長の沖久衛先生、神奈川県嚥下委員会の各委員の先生方、横浜嚥下研究会の言語聴覚士の金井枝美さん、粉川将治さん、廣瀬裕介さん、宮内辰也さん、小田海さん、前田広士さん、中野夕子さん、提坂由紀さんや栄養士の木村麻美子さん、浜本暁子さん、森田千雅子さん、事務局の桑原昌巳さんや看護師の山本奈緒美さん、上野美和さん。また、足立徹也先生、河合敏先生、吉田直人先生、眞木二葉先生の方々にも本当に感謝しております。

「稼ぎ3割、仕事7割」「人のためにおせっかいを焼いて、感謝して助け合ってきたのが日本人のアイデンティティー（自己の存在証明）である」と清水克衛氏がおっしゃっていますが、私にとって1日の7割は仕事をして、病院に訪れる皆さんが笑顔になっていくのが快感なのです。開業してしみじみ思うことですが、楽しく患者さんやスタッフとわくわく仕事ができるのは最高に幸せだと思います。

今までご指導ご協力いただいてきた皆様に、謝意を表します。

参考文献

第1章

- 西山耕一郎, 永井浩巳, 臼井大祐, 他:耳鼻咽喉科外来における嚥下障害スクリーニング項目の検討. 日本耳鼻咽喉科学会会報. 113:542-548,2010.
- 西山耕一郎, 杉本良介, 戎本浩史, 他:嚥下機能と体力関連の検討. 嚥下医学. 3:67-74,2014.
- 厚生労働省:平成30年人口動態統計月報年計(概数)の概況.
- Wu MC,Chang YC,Wang TG,et al.:Evaluating swallowing dysfunction using a 100-ml water swallowing test. Dysphagia 19:43-47,2004.
- 吉田哲二:正常嚥下に関する筋電図的ならびにX線的研究. 耳鼻と臨床. 25:824-872,1979.
- 設楽哲也:耳鼻咽喉科領域における年齢変化. 世紀社出版,1980.
- 古川浩三:嚥下における喉頭運動のX線学的解析ー特に年齢変化についてー. 日本耳鼻咽喉科学会会報. 87:169-181,1984.
- 廣瀬肇:音声障害の臨床. インテルナ出版,1998.
- Martino R,Foley N,Bhogal S,et al.:Dysphagia after stroke:Incidence, diagnosis,and pulmonary complications.Stroke 36:2756-2763,2005.
- 木村百合香:高齢者の嚥下障害. ENTONI,175:10-17,2015.

第2章

- Palmer JB,et al.:Coordination of Mastication and Swallowing. Dysphagia 7:187-200,1992.
- 伊藤裕之, 加藤孝邦, 小泉千秋, 他:28年間に経験した嚥下障害205例の統計. 日本気管食道科学会会報. 68:275-283,2017.
- 西山耕一郎,廣瀬裕介,粉川将治,他:診療所における嚥下障害患者紹介例の検討.嚥下医学. 1:68-76,2012.
- 日本摂食・嚥下リハビリテーション学会医療検討委員会:日本摂食・嚥下リハビリテーション学会嚥下調整食分類2013. 日摂食嚥下リハ会誌. 17(3):255-267,2013.
- 藤谷順子:誤嚥を少なくする食事についての助言. 日本医師会雑誌. 138:1755-1758,2009.
- 西山耕一郎:嚥下障害診療について. JOHNS. 25:1189-1192,2009.
- 山中晃, 斉木茂樹, 岡本賢三:呼吸細気管支領域の特殊性とその病変のなり立ち. 日本臨床. 36:2427-2433,1978.
- 西山耕一郎:嚥下障害の診断と治療ー外来における対応法ー. 日本耳鼻咽喉科学会会報. 122:868-876,2019.
- 丸目正忠, 藤谷順子:誤嚥性肺炎の嚥下障害とその対応. 嚥下医学. 7(1):28-33,2018.
- 丘村熙, 末光清貞:VTR録画による食道造影透視の診断的意義. 日本気管食道科学会会報. 31:291-297,1980.

・進武幹：神経機序から見た嚥下機能検査．耳鼻と臨床．40:239-422,1994.
・梅崎俊郎：嚥下シリーズ5，嚥下機能検査の意義．JOHNS.12(3):416-418,1996.
・Sato K：Functional Histoanatomy of the Human Larynx.Springer,2018.
・Ohmae Y,Ogura M,Kitahara S,et al.:Effects of head rotation on pharyngeal function during normal swallow.Ann Otol Rhino-laryngol. 107:344-348,1998.
・Taguchi A,Hyodo M,Yamagata T,et al.:Age-related remodeling of the hypopharyngeal constrictor muscle and its subneural apparatuses:A scanning electron microscopical study in rats. Dysphagia 19:241-247,2004.
・Hisa Y,Tadaki N,Uno T,et al.:Nitrergic innervation of the rat larynx measured by nitric oxide synthase immunohistochemistry and NADPH-diaphorase histochemistry.Ann Otol Rhinol Laryngol. 105:550-554,1996.
・山脇正永：摂食嚥下運動の神経学的基盤．Jpn J Rehabil Med. 54:652-656, 2017.
・Umezaki T,Matsuse T,Shin T:Medullary swallowing-related neurons in the anesthetized cat. Neuroreport. 9:1793-1798,1998.
・Shin T,Tsuda K,Takagi S:Surgical treatment for dysphagia of neuromuscular origin.Folia Phoniatr Logop. 51:213-219,1999.
・棚橋汀路：脳や脳幹障害に原因する咽頭期嚥下障害の手術的治療法．日本気管食道科学会会報．49:429-435,1998.
・広戸幾一郎，小宮山荘太郎，渡辺宏：誤嚥の手術的治療．耳鼻と臨床．27:365-371,1981.
・兵頭政光：嚥下障害の外科的アプローチ―嚥下機能改善手術―．耳喉頭頸．88:300-304,2016.
・Sugaya N, Goto F, Okami K, Nishiyama K: Association between swallowing function and muscle strength in elderly individuals with dysphagia. ANL,2020. (in press)
・西山耕一郎，杉本良介，戎本浩史，他：嚥下機能と体力関連の検討．嚥下医学．3:67-74,2014.

第3章

・西窪加緒里，兵頭政光：向精神薬による薬剤性嚥下障害例の検討．口腔・咽頭科．17:399-405,2005
・才藤栄一，向井美恵：摂食・嚥下リハビリテーション第2版：27．医歯薬出版，2007.
・杉浦淳子，藤本保志，他：頭頸部腫瘍術後の喉頭挙上不良を伴う嚥下障害例に対する徒手的頸部筋力増強訓練の効果．日摂食嚥下リハ会誌．12:69-74,2008.
・Shaker R, et al: Augmentation of deglutitive upper esophageal sphincter opening in the elderly by exercise. Am J physiol. 272: G1518-G1522,1997.
・岩田義弘，寺島万成，他：高齢者に対する頸部等尺性収縮手技 (chin push-

pull maneuver) による嚥下訓練 ―自己実施訓練の効果― 耳鼻と臨床. 56(suppl2):S195-S201,2010.
- 西山耕一郎:肺炎がいやなら、のどを鍛えなさい,飛鳥新社,2017.
- Yoo WL,et al.: Chin tuck against resistance (CTAR): new method for enhancing suprahyoid muscle activity using a Shaker-type exercise. Dysphagia. 29:243-248,2014.
- Easterling C, Grande B, Kern M, et al.: Attaining and maintaining isometric and isokinetic goals of the Shaker exercise. Dysphagia. 20:133-138,2005.
- 西山耕一郎:耳鼻咽喉科クリニックにおける嚥下障害の取り扱い. 日本気管食道科学会会報. 63:175-180,2012.
- 佐藤公則:耳鼻咽喉科診療所で目指す嚥下障害への対応. 音声言語医学. 53:129-137,2012.
- 西山耕一郎,永井浩巳,臼井大祐,他:一診療所における嚥下障害への取り組み. 日本気管食道科学会会報. 58:384-391,2007.

第4章

- 江頭文江,栢下淳編著,金谷節子,坂井真奈美著:嚥下食ピラミッドによる 嚥下食レシピ125. 医歯薬出版,2007.
- 江頭文江,藤谷順子:改訂版 図解かみにくい・飲み込みにくい人の食事. 主婦と生活社,2014.
- 藤谷順子:決定版 かむ・飲み込むが難しい人のごはん. 講談社,2019.
- 大前由紀雄,唐帆健浩,羽生よう子,他:誤嚥防止に対する姿勢指導の有効性. 日本耳鼻咽喉科学会会報. 100:220-226,1997.
- 唐帆健浩:顎引き頭位の嚥下機能に及ぼす影響. 日本気管食道科学会会報. 50:396-409,1999.
- 大渕哲也他:やってみよう!!シーティング. QOLサービス,2019
- 井上登太:5分以内で助けよう! 誤嚥・窒息時のアプローチ. gene,2017.

第5章

- 西山耕一郎,大田隆之,他:錠剤の残留症例の検討. 日本嚥下医学会学会誌. 4:204-211,2015.
- 西山耕一郎:予防医学見地から超高齢社会における誤嚥防止に関して. ENTONI,252:77-83,2020.
- 西山耕一郎:嚥下障害の診断と治療―外来における対応法―. 日本耳鼻咽喉科学会会報. 122:868-876,2019.
- 西山耕一郎,大上研二,飯田政弘:耳鼻咽喉科外来における嚥下障害対応法の試み. 日本気管食道科学会会報. 68:104-106,2017.
- 兵頭政光,西窪加緒里,弘瀬かほり:嚥下内視鏡検査におけるスコア評価基準(試案)の作成とその臨床的意義. 日本耳鼻咽喉科学会会報. 113:670-678,2010.

- 日本耳鼻咽喉科学会編, 嚥下障害診療ガイドライン, 耳鼻咽喉科外来における対応. 金原出版,2018.
- 西窪加緒里, 兵頭政光：向精神薬による薬剤性嚥下障害例の検討. 口腔・咽頭科. 17:399-405,2005.
- 鹿野真人,桑畑直史,高取隆,他：長期臥床症例に対する輪状軟骨鉗除を併用する声門閉鎖術. 喉頭. 20:5-12,2008.
- 田山二朗：誤嚥の手術的治療. 日本気管食道科学会会報. 46:387-393,1995.
- Kitahara S, Ikeda M, Ohmae Y, et al.: Laryngeal closure at the level of the false cord for the treatment of aspiration. J laryngol Otol.107:826-828,1993.
- 太田史一,伊藤裕之,加藤孝邦, 他：嚥下障害の治療後の長期経過について. 日本気管食道科学会会報. 51:405-410,2000.
- 鮫島靖浩,讃岐徹治,兒玉成博, 他：嚥下機能改善手術の成績に影響する因子の検討. 耳鼻と臨床. 56:S169-S175,2010.
- 森敏裕,丘村熙：嚥下圧曲線と輪状咽頭筋切断術.耳鼻. 33:484-487,1987.
- 千年俊一,佐藤公則,濱川幸世, 他：内視鏡下輪状咽頭筋切除術の手技と切除効果の検討.日本気管食道科学会会報. 64:253-264,2013.
- Lindeman RC: Diverting the paralyzed larynx: A reversible procedure for intractable aspiration. Laryngoscope. 85:157-180,1975.
- Maeda K, Koga T, Akagi J: Interferential current sensory stimulation, through the neck skin, improves airway defense and oral nutrition intake in patients with dysphagia: A double-blind randomized controlled trial. Clinical Interventions in Aging. 12:1879-1886,2017.
- Umezaki T, Sugiyama Y, et al.: Supportive effect of interferential current stimulation on susceptibility of swallowing in guinea pigs. Exp Brain Res. 236:2661-2676,2018.

著者略歴

西山耕一郎《にしやまこういちろう》

一九五七年福島県生まれ。北里大学医学部卒業。
西山耳鼻咽喉科医院理事長。
東海大学医学部客員教授、藤田医科大学医学部客員教授。

耳鼻咽喉科・頭頸部外科医師として北里大学病院や横須賀市立市民病院、
横浜赤十字病院（現・横浜市立みなと赤十字病院）、
国立横浜病院（現・国立病院機構横浜医療センター）などで研鑽を積む。
三十年間で約一万人の嚥下障害患者の診療を行う。

現在は、複数の施設で嚥下外来診療と手術を行うかたわら、
大学医学部や看護学校、言語聴覚士学校で教鞭をとり、
学会発表や講演会、医師向けのセミナーも行う。

著書に『肺炎がいやなら、のどを鍛えなさい』
『肺炎がいやなら、ご飯に卵をかけなさい』
『高齢者の嚥下障害診療メソッド』などがある。

幻冬舎新書 605

誤嚥性肺炎で死にたくなければ のど筋トレしなさい

二〇二〇年十一月二十五日　第一刷発行
二〇二三年　二　月　十五　日　第六刷発行

著者　西山耕一郎
発行人　志儀保博
編集人　小木田順子
編集者　小川貴子

発行所　株式会社　幻冬舎
〒一五一-〇〇五一　東京都渋谷区千駄ヶ谷四-九-七
電話　〇三-五四一一-六二一一(編集)
　　　〇三-五四一一-六二二二(営業)
公式HP　https://www.gentosha.co.jp/

ブックデザイン　鈴木成一デザイン室
印刷・製本所　中央精版印刷株式会社

Printed in Japan　ISBN978-4-344-98607-7 C0295
に-7-1

＊この本に関するご意見・ご感想は、左記アンケートフォームからお寄せください。
https://www.gentosha.co.jp/e/

幻冬舎新書

石部基実
長生きしたければ股関節を鍛えなさい
1日3分で劇的に変わる!

動かせば１００歳まで歩ける。動かさなければ寝たきりに。人体の要である股関節を、どうしたら1日でも長く健康に保てるか。筋力トレーニングやストレッチなどを紹介し、健康の秘訣を伝授する。

岡田尊司
真面目な人は長生きする
八十年にわたる寿命研究が解き明かす驚愕の真実

米国での八十年に及ぶ長寿研究の結果が近年明らかとなった。もっとも重要なのは性格であり生き方であり愛する人との絆だった。早死にのリスクを減らすには?　驚きの真実と珠玉の知恵に満ちた一冊。

奥田昌子
血圧を最速で下げる
老化を防ぐ「血管内皮」の鍛えかた

「減塩すれば血圧は下がる」「少し高いほうが長生きする」「上と下の差が大きければ大丈夫」は全部ウソ!30万人を診た医師が血圧を最速で下げる生活習慣を最新研究から明らかにする。

本間生夫
すべての不調は呼吸が原因

呼吸は1日約2万回。その質が悪いと自律神経が乱れ免疫力が低下し、臓器の働きも鈍化するなど心身のあらゆる不調を引き起こす。「呼吸力」を鍛えることで健康寿命は10年延ばせる!

幻冬舎新書

松生恒夫

寿命の9割は腸で決まる

腸の健康は寿命に大きく関わっている。「糖質制限は腸にとって致命的」「ヨーグルトは万能ではない」「大腸の動きを良くするにはウォーキング」など4万人の大腸を診てきた専門医が徹底解説。

森田洋之

日本の医療の不都合な真実
コロナ禍で見えた「世界最高レベルの医療」の裏側

新型コロナの感染拡大で叫ばれる医療崩壊の危機。しかし病院も病床も世界一多い日本で、なぜそのような事態に陥るのか。コロナ禍で露呈した、「人間を幸せにしない日本の医療」の衝撃の実態。

小長谷正明

世界史を変えたパンデミック

二〇二〇年、世界は新型コロナウィルスの感染爆発に直面した。だが人類は感染症を乗り越えて強くなった。医学的・歴史的資料からペスト、インフルエンザ、天然痘などとの闘いの軌跡を辿る。

江田証

腸内細菌の逆襲
お腹のガスが健康寿命を決める

増えすぎた腸内細菌は、下痢や便秘を伴う小腸内細菌増殖症＝ＳＩＢＯの原因となる。慢性疲労、集中力低下、がんなど多くの症状や病気を招くＳＩＢＯを予防・改善する食事や生活習慣を解説。